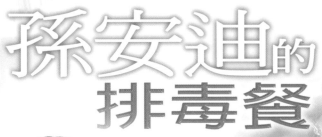

孫安迪的排毒餐

孫安迪
蘇富家 合著

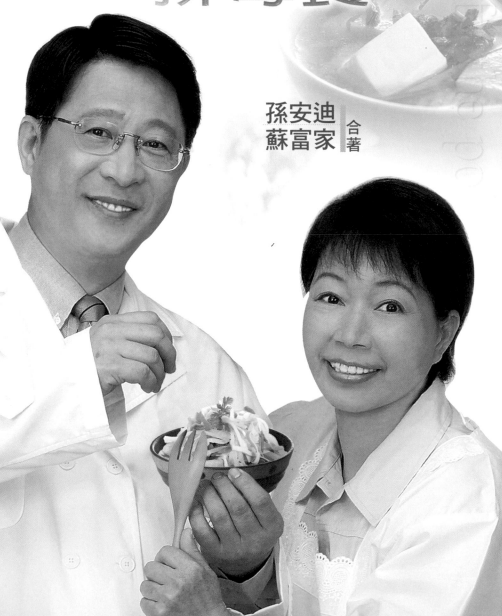

自序 1
無法避毒，就得懂解毒排毒

▌孫安迪

　　毒對身體的禍害人人知，但我們較難明白的是，有哪些毒是如何進入我們身體的？我們更大的困惑是：毒進入身體了怎麼辦？怎樣解毒、排毒？

　　這本書將解答這些困惑，並且很實際地以最有效、最簡單、最自然、很有生活品味的方式，把身上的毒解掉、排掉、掃掉，不讓毒留在身上作亂，保持或幫助我們早點回到健康。

　　說起毒，我們實在很可憐、很無奈。因為我們所生活的大環境，實在太糟糕，糟糕到各種各樣的毒，無時無刻、無所不在、無孔不入地從我們的口、鼻、皮膚……等管道，進入我們的體內。我們真的很難禁絕毒進入體內，因此我們所能做的，只有一方面盡量避免或減少毒進來，一方面讓進入體內的毒，趕快解掉、排出去、掃出去。

　　且看看我們的處境吧！

　　吃的，包括蔬菜、水果、稻米、各種穀物、動植物製品等相關食物，大多殘留農藥、化學、工業的毒，或是因運送、儲存、烹飪產生的腐敗、發霉、變質……等產生的毒。

　　喝下的水、呼吸的空氣，有因重金屬、化學污染產生的毒，或細菌、真菌等的毒。

　　其他諸如藥物中的毒，醫學器材、活動空間、土壤、軍事等所產生的毒。

　　毒、毒、毒，到處都是毒，我們無法不碰觸到毒，也無法不讓毒進入體內。

　　這些毒進入體內，便會在細胞、組織、器官或免疫系統等，到處興風作浪，到處作亂，破壞健康的運作體系。結果，小焉者令人感到不適、無精打采、過敏；進一步的是，傷了解毒最重要的器官——肝臟；再者破壞細胞、新陳代謝、免疫系統、消化系統、心血管系統等，造成各種各樣的疾病。最可怕的是，腫瘤、加速老化等人人害怕的疾病或死亡。

　　毒進入體內危害既不可免，我們就要先瞭解毒在體內作用的方式、過程與結果，並尋求解毒之道，使毒減少作用，或化解毒的作用，使毒不發生作用。

　　毒物進入體內，要經過生物轉化作用。生物轉化作用分為兩相，第一相主要通過氧化、還原或水解反應；第二相是結合反應。第二相（解毒酶）通過結合反應，不僅遮蓋了毒物分子上某些功能基團，因而改變其作用，而且還可改變其理化性狀和分子大小，增加水溶性，有利於排出體外，因而多為減毒滅活反應。結合作用的好壞，常與肝臟等組織中的營養物質代謝及供能情況有關。

　　基本上，本書是以食療作用的方式，達到預防、輔助、加強治療效果，或直接達到治療效果。這是我研究免疫學、行醫，以及醫學教學多年以來，在解毒、排毒主題上，除醫師的藥物處方之外，我認為最珍惜、最實用的著作之一。

　　在內容規劃上，除PART 1概論毒的來源種類、解毒排毒

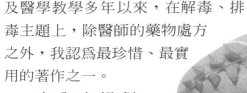

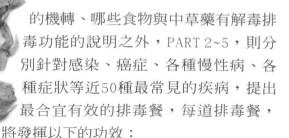

　　的機轉、哪些食物與中草藥有解毒排毒功能的說明之外，PART 2~5，則分別針對感染、癌症、各種慢性病、各種症狀等近50種最常見的疾病，提出最合宜有效的排毒餐，每道排毒餐，將發揮以下的功效：

　　1.解毒、排毒，調節免疫力，使我們減少生病。

　　2.對治療中的疾病，有輔助治療效果，縮短痊癒的時間與機會。

　　3.針對11大癌症、14種最常見疾病及12種排名最前面的惱人症狀，以「專門病、專門排毒餐」來對應，精選超強食物與中草藥，解決「什麼病吃什麼比較好」、「怎麼吃對什麼病最有效」、「怎麼做菜最好吃」等問題。這些排毒餐，對預防婦科疾病或某些疾病的治療，特別有功效。

　　無疑地，本書的實用性，對病人與家屬而言，是一大福音。

　　本書的另一大特色是，邀請到著名的健康素食與美食家蘇富家女士與我合作。我身為醫師和學者，熟稔各種食物、蔬菜、水果或中草藥的成分、特點與應用，也知道它們對哪些疾病和排毒，有超好的改善效果，但我未必能做出色香味俱全，甚至包括與飲食美感結合的做菜最高境界。這份工作由蘇老師來擔綱，我提供食譜的內容、分量與初步做法，再由蘇老師依照實際狀況做修正與改良，最後除了烹飪出40道精美拍攝的排毒餐外，還提供

其他近160道的主食、主菜、點心、茶飲與湯品,兩者加起來近200道,使本書能完美地呈現在需要者的手中,我衷心感到快慰。

尤其聽說蘇老師已根據書中所提方式,正在研發相關解毒排毒茶飲,相信到時候必能夠繼續造福大眾,誠功德一件也。

本書無論是居家健康,或是功能性、針對性的需要,對每個人、每個家庭,特別是掌管一家人健康之鑰的主婦來說,都是一本必備的健康書。現在,請大家好好享用我和蘇富家老師共同獻上的《孫安迪的排毒餐》吧!

孫安迪
謹誌於台大醫學院免疫學研究室

(編按:若讀者有任何解毒排毒的問題,可上解毒排毒諮詢網站詢問,網址如後──www.andysun.com.tw)

孫 安 迪 個 人 檔 案

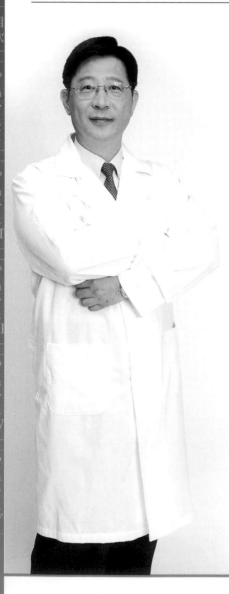

學術領域

（1）從事免疫研究和臨床診治二十八年，最近十三年又投入中草藥的免疫和抗癌研究，已在國際SCI的重要醫學雜誌發表有關中草藥的主論文六篇。

（2）在「復發性口腔潰瘍」、「貝歇氏病」和「口腔扁平苔癬」之病因、免疫病理機轉和免疫治療研究，以及其後的發酵豆類和中草藥免疫、抗癌研究項目共四十九項中，取得重要突破。

（3）已發表英文論文四十八篇，其中有三十一篇發表於國際SCI的重要醫學雜誌；目前已出版二十七本免疫和醫學相關專書與著作。

（4）參加國內外重要醫學會議，研討並發表論文五十篇。

（5）在台大醫院成立台灣唯一的「口腔黏膜」免疫特別門診十餘年。

（6）在台灣推動「中西醫結合」政策，並修改憲法，成就入憲。

（7）入選美國、英國等編輯之多項重要世界名人錄，亞太、亞美等亞洲名人錄，以及中華民國名人錄。

學術檔案

1. Who's who of the Republic of China, 1998.
2. Who's who in the Republic of China. 1999-2005.
3. Taiwan Who's who, 2005.
4. Gallery of Excellent, IBA. (International Biographic Assoiation)
5. IBA Board of Governors, 2003.
6. 2000 Outstanding Intellectuals of the 20th

Century, IBC. (International Biographic Center, England)
7. 2000 Outstanding Scholars of the 21th Century, IBC
8. 2000 Outstanding Intellectuals of the 21th Century, IBC
9. 2000 Outstanding Scientist of the 21th Century, IBC
10. 2000 Eminent Scientists of Today, IBC.
11. Who's who in the 21th Century, IBC.
12. Outstanding People of the 21th Century, IBC.
13. One Thousand Great Intellectuals, IBC.
14. One Thousand Great Scientist, IBC.
15. One Thousand Great Asians, IBC.
16. One Thousand Great Scholars, IBC.
17. Greatest Intellectuals of the 21th Century, one hundred, 2004, 2005, IBC.
18. International Intellectual of the year 2001, IBC.
19. International Scientist of the year 2002, IBC.
20. Living Science, 2002, 2003, IBC.
21. 2000 Outstanding People, 2003, IBC
22. The Lifetime of Achievement One Hundred, 2003, 2005, IBC.
23. The Worldwide Honours List, IBC.
24. The First Five Hundred, 2003, 2004, IBC.
25. Greatest Lives, 2004, IBC.
26. International Health professional of the year, 2004, IBC.
27. Scientific Faculty of the IBC.
28. Hall of Fame, IBC.
29. 500 Founders of the 21st Century, IBC.
30. The Da Vinci Diamond, IBC.
31. Leading Health Professionals of the World, 2005, IBC.
32. Top 100 Health Professionals, 2005, IBC.
33. Top 100 Scientists, 2005, IBC.
34. Top 100 Health professionals pinnacle achievement award, 2005, IBC.
35. Salute to Greatness, 2005, IBC.
36. Decree of Excellence in Medicine and Healthcare, 2005, IBC.
37. Who's who in the World, 2001-2007, Marquis, USA.
38. Who's who in Science and Engineering, 2002/2003,2003/2004, 2004/2005, 2005/2006, 2006/2007, Marquis, USA.
39. Who's who in Medicine and Health, 2002/2003,2003/2004, 2004/2005, 2005/2006, 2006/2007, Marquis, USA.
40. Who's who in Asia, 2006/2007, Marquis, USA.
41. American Order of Excellence, 2000, ABI. (American Biographic Institute, USA)
42. Research Board of Advisors, 2002, ABI.
43. American Hall of Fame, ABI.
44. 1000 Leaders of World Influence, 2000, ABI.
45. 500 Leaders of World Influence, 2000-2004, ABI.
46. 21th Century Genius of Distinction, 2005, ABI.
47. First Five Hundred, ABI.
48. Governor's Award, 2002/2003, ABI.
49. Greatest Minds of the 21th Century, ABI.
50. Outstanding Mens of the 21th Century, 2001, 2004, ABI.
51. Man of the year, 2004, ABI.
52. Man of Achievement, 2005, ABI.
53. Leading Intellectuals of the World. 2000~2001, 2002~2003, 2003~2004,ABI.
54. The 100 Most Intriguing people of 2002, ABI.
55. Outstanding Professional Award, 2004, ABI.
56. World Lifetime Achievement Award, ABI.
57. World Book of Knowledge, ABI.
58. Greatest Lives, ABI.
59. Ambassador of Grand Eminence, 2002, ABI.
60. The Genius Elite, ABI.
61. Noble Laureate, 2005, ABI.
62. Genius Laureate, 500 Greatest Geniuses of the 21st Century, 2005, ABI.
63. American Medal of Honor, 2005, ABI.
64. 500 Distinguished Professors, BWW Society (USA).
65. The Master of Diploma, Academy of Letters (USA).
66. Asia/Pacific-WHO's WHO, (Vol. IV), 2003, (Vol. VI), 2005, India.
67. Asian/American Who's Who (Vol. III), 2003, India.
68. Distinguished and Admirable Achievers (2nd edition) ,2005, India.

自序 2

素食，是解毒排毒的最佳途徑

▌蘇富家

素食風行世界，大家都知道這並非只因宗教信仰或時尚的關係，而是大多數的人因為想要健康而素食。

比較起我二十多年前初從事素食產業的景況，已不可同日而語。彼時，素食材料不普及、式樣不多、烹飪方式有限，一想到素食，都是難看難吃、沒有變化等印象；對素食者，則是古佛青燈、素衣布鞋、面有菜色等營養不良的形象。經過多年的努力與演進，素食已發展為健康飲食的主流之一，在開發中和已開發國家中，素食更是精緻的時尚美食。

我從小喜歡做菜，留學日本時延續興趣，與日籍外子早乙女氏結婚，同為素食者，生活與事業重心自然同在素食研發上，我們更將日本飲食講究的均衡、營養、清淡、創意、色香味、主菜配料、盤飾、器皿等飲食美食禪意，全部融會於作品之中。

用白話來說，除了保有健康素食的食療功能，更主張要做到「好吃、好看」，這就是我的健康素食特色。

這次與免疫學權威醫師孫安迪博士，合作製作這本排毒餐，也是秉持上述原則，近200道美食各具有不同的特別食療功能，而且每道菜都是賞心悅目，相信足夠讀者每天三餐去變化應用。

我做菜堅持的四項原則，建議讀者也參考採用：

·選材：採用天然、新鮮、對時的食材和調味料，才能保證食物
　　　　的品質與療效。
·烹飪：以涼拌生食、半熟起鍋、燙或蒸、沖泡或水煮為主，這
　　　　樣做除營養不流失，更能利用激發出來的食物原味，達

到提味的功效。

· 搭配：以天然香料做配料、醬料、沾料與盤飾，這有畫龍點睛之效，除調出最美的顏色之外，還能讓食物變美味，促進食慾。

· 創意與愛心：爲了家人的健康，在爲家人做菜時，保持愉快的心情、滿滿的愛心，也用心多點創意，讓菜色多一些變化。同樣做一道菜、一頓飯，達到的效果就不一樣，做菜者、食用者都開心。

孫安迪醫師在本書中設計的排毒餐，是健康新概念下的新飲食，我們極爲用心地共同研發製作，希望對預防疾病或輔助治療者，另闢一條好路。

另外，也依照解毒排毒的概念，正在研發解毒排毒茶飲，不久就會上市和大家見面囉！相信會對大家的健康有所助益。

蘇富家

（編按：蘇富家的諮詢電話及網址如下——

電話：（02）8991-8088

網址：www.greensite.com.tw）

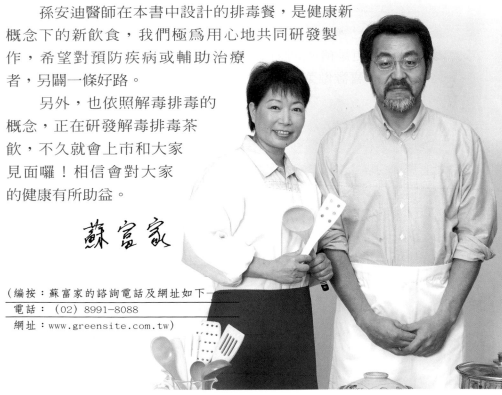

● 作者之一蘇富家（左）與合作的早乙女 修（右）在完成本食譜製作後合影。

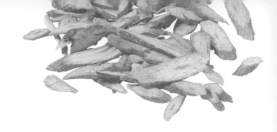

Part I. 解毒排毒，從食療開始

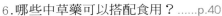

Part Ⅱ. 排毒餐：抗感染篇

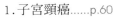

Part Ⅲ. 排毒餐：癌症篇

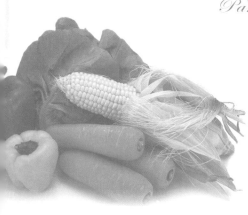

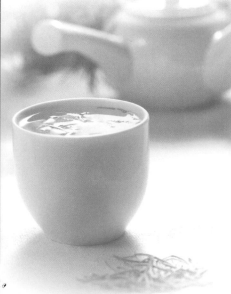
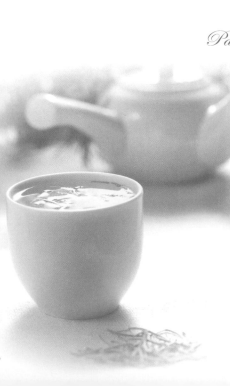

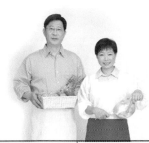

排毒餐對症索引目次

Part I.
解毒排毒，
從食療開始

經由飲食及其他管道進入人體的毒素不勝枚舉，
令人防不勝防；
相對地利用「藥食同源」的道理，
選擇和食用好水和有機蔬果，
再適度搭配中草藥，
共同進行解毒排毒，
便可保健身體。

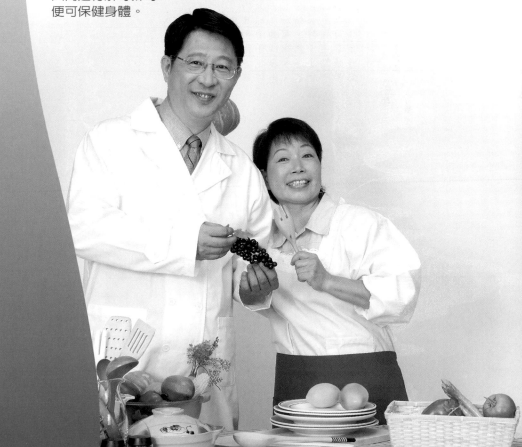

1 這就是「毒」

　　對於包括人類在內的地球生物體來說，「毒」的定義可以這麼說：凡較小劑量給予時，可與生物體相互作用，但即使是較安全的藥物，甚至食物中的某些重要營養成分，如果過量給予，也會引起毒效應，並能引起機體暫時的或永久的，功能性或器質性損害的化學物，就可以稱爲毒或有毒物質。

(1) 環境的毒

　　人類最早接觸的毒物，主要是動植物中的天然毒素。自1940年代以來，合成化學物愈來愈多，到1985年爲止，全世界登記的化學物已達700餘萬種，常用的也有80000餘種。大量化學物進入了人類的生活和生產環境中，使人們接觸的毒物品種和數量不斷增加。

　　環境毒物可分爲：

(1) 工業毒物

(2) 環境污染物

(3) 農用化學物

(4) 嗜好品、化妝品、其他日用品中有害成分

(5) 生物毒素

(6) 醫用藥物

(7) 軍事毒物

(8) 放射性核素

毒物可按其毒作用的主要部位，分為作用於神經系統、造血系統、心血管系統、呼吸系統、肝、腎、眼、皮膚等毒物；或按其作用性質，分為刺激性、腐蝕性、窒息性、致敏、致癌、誘變、致畸等毒物。此外，還可按其化學結構或型態分類。

(2) 膳食的毒

膳食的毒包括：膳食之致癌物、與飲食有關的毒物。

此外，未被吸收的膳食在結腸下段受細菌的分解作用，產生一些氣體、有機酸和胺類等對人體有毒的物質，這種分解作用稱為「腐敗作用」。其中，蛋白質的「腐敗作用」所占的比例最大，而且其產物對人體的危害性也較大。

在正常人體中，腐敗產物大多隨糞便排出，小量被吸收入人體後，會在肝臟中解毒。便祕時，若腐敗產物過多，而肝臟解毒功能又不完全者，就會引起頭暈、血壓失調等不適症狀。

總之，經過現代社會的毒化環境污染後，人體已經不可能沒有一絲一毫的毒素了。因此，不只自己需要解毒排毒，家人和親朋好友都需要解毒排毒，沒有人可以自外於這個結果。

所以，解毒排毒早就是全民運動，更要大家一起來，保健功效會更快、更好、更明顯。

2
吃有機，迎向無毒生活

經由飲食及其他管道進入人體的毒素不勝枚舉，令人防不勝防；但是，相對地，也可以利用「藥食同源」的道理，選擇和食用好的飲水和有機蔬果等食物，再適度搭配中草藥，共同進行解毒排毒是最直接和效果最好的方式。

(1) 飲好水

好的水沒有污染、餘氯、細菌；該有的礦物質要有，但沒有重金屬；水分子集團愈小（可小到49Hz）的水質愈好；有漂亮的六角形結晶。

(2) 吃有機蔬果

有機蔬果強調清潔、安全及無農藥，所以可以進行解毒排毒的工作，是維持健康的利器。

有機蔬果和一般蔬果不同處在於：有機蔬果外觀自然，雖然絕大多數賣相不好，但無任何添加物，可吸收有機環境

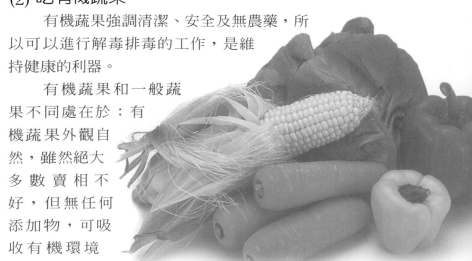

序　目次　PartI　PartII　PartIII　PartIV　PartV

中的完全營養，
所以口感極佳，自然
鮮甜。有機蔬果和一
般蔬果相比，富含維
生素、微量及常量
元素、纖維質、酵
素，為能量較高的
鹼性膳食，對人體
比較好。

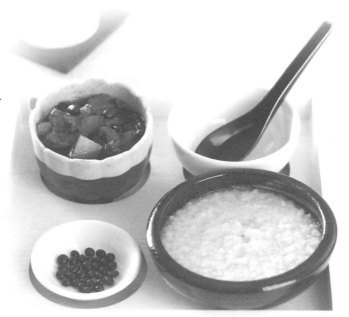

　　不過，目前
有機認證制度還
不健全，因此建
議還是要找到
自己認識或有信心的蔬果商購買，比較可靠；甚至最近流行的天
然釀造醋，也有參考的價值。當然，釀醋的原料也要是有機的才
有較好的功用。

(3) 中草藥的適度搭配

　　西藥能調節體質、提高免疫力的藥物極少，只有幾種免疫刺
激/免疫調節劑，此外就剩下免疫球蛋白、干擾素、介白質II等
藥物。而中醫補法是一種針對人體氣血、陰陽，或某一臟腑虛
實，給予補養的一種治法。

　　從西醫免疫學的角度來看，這種中醫補法在免疫性疾病的治
療上，有相當樂觀的前途。如中藥草多醣體成分有增強免疫力的
作用，而有機鍺更能調節免疫系統，增進正常免疫力，並發揮延
壽抗癌的功效，也是解毒排毒餐不可或缺的原料。

3
解毒排毒為什麼重要？

解毒排毒對健康的重要性在於減少大量自由基，並將毒物作生物轉化作用，排出體外。另外，免疫力能針對細菌、黴菌、病毒、腫瘤等對人體有害物質，產生抗毒力。

(1) 免疫力就是抗毒力

人體免疫系統與神經和內分泌系統，構成了神經—內分泌—免疫網絡，為人體最重要的調節網絡。

免疫系統是由免疫器官、免疫細胞和免疫分子等構成的有機整體。胸腺、骨髓、淋巴結、脾臟及外周淋巴組織、免疫生態系統，共同構成人體的免疫防禦系統。它們在免疫反應中相互依賴，相互制約，以抗原和靶細胞為攻擊目標，免疫活性細胞為主

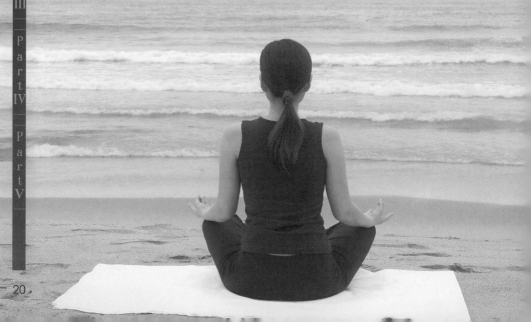

攻力量，產生免疫反應，發揮免
疫防禦、免疫穩定和免疫監視三大功
能。

人體正常的免疫功能，可使機體避免病
原微生物的侵襲，避免癌症和相關疾病的產
生。影響機體免疫功能高低的相關因素很多，
包括：遺傳、年齡、體溫、壓力、營
養、疾病、感染、放化療和免疫抑制劑
等，這些因素都可以藉由各種食材和中草
藥，及高明的飲食處方，達到強化免疫力的目的。

免疫力能對抗有毒物質——細菌、黴菌、病毒、腫瘤等，因
此也有抗毒力。

(2) 生存的基本條件

所有的細胞必須與其周圍的環境，不斷進行物質交換才能生
存。

在人體中，絕大多數細胞從細胞外液吸取營養，且向細胞外
液排出廢物，同時透過細胞外液，進行化學訊息的交流，使各細
胞間的代謝與活動，得以協調進行。

穩定的內環境是人體細胞維持生存所必需的，換言之，內環
境的各種成分，必須處於動態平衡，理化性質必須相對穩定，才
能為細胞提供適宜的生存環境。

內環境穩定被破壞，機體各器官組織就不能進行正常活動和
行使正常功能，體內代謝也不能正常進行，疾病就會發生。

疾病發生發展的一個基本環節，就是病因作用於機體，使體
內穩定狀態破壞，因而引起相應的功能和代謝障礙。

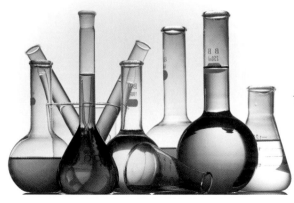

所以，排毒的作用在於阻斷疾病的發生，大量減少自由基、毒素，對人體的健康和生存自然大有助益。

(3) 大幅減低感染機率

合理營養是維持正常免疫功能的重要條件，當機體某些營養素缺乏，生理功能及生化指標尚屬正常時，免疫功能已表現出各種異常變化，如胸腺、脾臟等淋巴器官的組織形態結構，免疫活性細胞的數量、分布、功能等都會發生改變。

蛋白質是維持機體免疫防禦功能的物質基礎，上皮、粘膜、胸腺、肝臟、脾臟等組織器官，以及血清中的抗體和補體等，主要都是由蛋白質參與構成。蛋白質缺乏時，胸腺重量的減輕不如脾臟和淋巴結那樣明顯，但細胞免疫功能卻有變化。大多數的氨基酸缺乏，均對機體免疫功能產生不良影響，導致抗體合成和細胞介導的免疫受到抑制。

均衡營養，關係到人體免疫功能的正常行使，以及維持解毒排毒功能的效率，尤其蛋白質的吸收更具關鍵性，所以本書提供多種食療藥膳，增加蛋白質的吸收。

營養不良患者，淋巴細胞染色體會異常增加，淋巴細胞的活性也會降低。而在營養不良的嬰兒血清中，免疫球蛋白含量一般是顯著的延遲達到正常值，有的甚至出現低 γ 球蛋白血症，同時特異性抗體減少。

於低營養狀態時，參與吞噬作用的有關酶缺乏，因而吞噬功

能喪失；吞噬細胞數量減少，吞噬細胞活性及殺菌活性降低。這些都有助於說明，缺乏蛋白質經常伴有高比例的感染。

　　常見的食品蛋白質有：大豆蛋白、大麥種子蛋白、小麥種子蛋白、花生蛋白、肉類蛋白和鳥類卵蛋白。這些蛋白一方面提供人體充分的蛋白質，另一方面也是免疫性很強的免疫原。

(4) 可防癌抗老

　　根據「癌細胞能產生活性氧」、「DNA氧化性損傷」等兩項研究報告顯示，衰老與癌症都起源於同一機制，即氧化壓力。如果確實如此，則能防癌的措施也應能防老；反之，能致癌的因素也會致衰。大量事實證明，這種推測是正確的。

　　近年來，營養免疫已成為一個非常活躍的基礎營養研究領域，營養不良所導致的免疫功能低下，與感染性疾病、腫瘤等的發生密切相關。

　　營養不良時，胸腺和脾臟萎縮，腎上腺嚴重萎縮，腸壁變薄、絨毛倒伏，表示出免疫系統退化病變。而免疫系統異常會導致免疫反應的不健全。

　　研究顯示，對免疫功能有重要影響的諸多營養素中，某些營養素之間可相互發生作用，因而導致對免疫功能有利或不利影響。但與此有關的結果多為動物實驗的發現，然對人體臨床研究尚需多方面加強，如此才能多方面突破。

4

解毒排毒餐怎樣改善健康？

人會生病的因素成千上百，治療方法也有各種各樣，不一而足。但是，解毒排毒這個方法卻能夠移除幾項重要的致病因素，如自由基、DNA缺陷等。再加上解毒排毒餐可以補充各種營養素，強化免疫力，又沒有副作用，還可以自己動手做，所以是非常理想的自我保健方式。排毒餐改善健康的原理敘述如下：

(1) 去除自由基、保護DNA

各種污染、毒害之所以會對人體造成傷害，主要的機制就是藉著產生自由基，在體內發生連鎖反應，進而造成細胞、組織、DNA的傷害，導致各種疾病，加速老化。

A.解毒排毒的利器之1 ——抗氧化劑

要對抗自由基就需要抗氧化劑，包括：氧化型穀胱甘肽（GSSG）、超氧化物歧化酶（SOD）、穀胱甘肽過氧化物酶（GPX）等酵素；維生素A、C、E；硒等微量元素，都是抗氧化利器。目前已知，最強的抗氧化劑是金屬硫蛋白，用於重金屬解毒尤其有效。

以氧化型穀胱甘肽（GSSG）為例，它屬於活性肽中的小分子，廣泛存在於動植物及微生物細胞中，尤其在酵母、小麥胚芽和動物肝臟中含量豐富，可以消除體內的自由基，發揮抗氧化作用。

對放射線、抗腫瘤藥物所引起的白血球減少症有恢復保護作用，對有毒化合物、重金屬等有解毒作用，並可促其排出體外。還可抑制由於乙醇侵襲而出現的脂肪肝的發生。

B.解毒排毒的利器之2 ——植物化學物

DNA損傷是個累積過程，如果暴露劑量過高，或者修復能力降低，均會引起DNA過度損傷。目前已知許多DNA損傷修復酶受遺傳影響，在個體水準上存在差異。例如，即使在正常人群，對於由紫外線照射所引起的非正常性DNA合成的修復能力，也存在5倍差異。除個體修復能力差異外，在分化成熟的細胞中，其對DNA損傷修復的能力，低於正在分化中的細胞。

機體在有氧條件下生存和發育，因此在正常生理情況下，都會產生活性氧類（ROS）。

活性氧類是自由基，或者是有活性的非自由基化合物，它能氧化生物分子。活性氧類導致生物大分子，如DNA、蛋白質和碳水化合物的氧化損傷。這些過程均被認為可啓動不同疾病和與疾病過程有關的病理生物學機制。

據估計，人體利用的氧氣中，約有1~3％轉化為超氧陰離子自由基。膳食中許多化合物（如能進行氧化還原循環的酶類）所具有的促氧化劑特性，能轉移給生物體。許多自由基還可隨香菸的煙被吸入，而空氣污染使臭氧水準增加，據認為臭氧是一種能氧化脂類的活性氧類。

此外，癌症的發病機制與活性氧類的存在及DNA的損傷有關。人體有多種抗氧化防禦系統，包括酶性和非酶性抗氧化劑。

現已發現植物化學物，如類胡蘿蔔素、多酚、植物雌激素、蛋白酶抑制劑和硫化物等，也具有明顯的抗氧化作用。某些類胡蘿蔔素，如番茄紅素和斑蝥黃，與 β-胡蘿蔔素相比，具有更有

效的抗氧化作用。多酚無論在數量上還是在抗氧化作用上，都是最高的。

某些種類的蔬菜，對DNA氧化損傷，具有保護作用。也因此，唯有食用解毒排毒餐，增加解毒排毒力，才能徹底解決此一難題。

(2) 增加解毒酶活性

活性氧會傷害解毒酶的活性。

而增加解毒酶活性的植物化學物存在以下諸多蔬果中，讀者可以多多參考食用——

- 十字花科植物：芥末、辣根、布魯塞芽甘藍和綠花椰菜、白花椰菜。
- 調料科植物：薄荷、葛縷子種籽。
- 蔥蒜類植物：大蒜、洋蔥。
- 單萜烯營養素：葡萄柚汁和橘子汁。
- 豆類：豆粉、豆腐、豆醬、粗豆蛋白、豆泥等。
- 其他：綠茶、紅茶、葡萄。

(3) 針對病因，徹底改善

A.一般常見症狀和慢性病

愈來愈多的研究資料顯示，營養與膳食因素是導致感冒、咳嗽、肥胖、失眠等各種疾病症狀和引發糖尿病、心血管疾病等慢性病的重要病因之一，同時也是預防和治療這些疾病的重要手段，兩者關係就如「水能載舟，亦能覆舟」一般。

例如：高鹽可引起高血壓；蔬菜和水果對多種癌症有預防作用；葉酸、維生素B6和B12、同型半胱氨酸與冠心病的關係等，

這些研究還在不斷進行，更有許多新發現持續發表中。

　　另外一些研究顯示，癌症、高血壓、冠心病、糖尿病，乃至急慢性肝炎的發生和發展，都與一些共同的膳食因素有關。尤其是營養不平衡所導致的肥胖，是大多數慢性病的共同危險因素。

　　膳食、營養與一些重要慢性病（如：癌症、心腦血管病、糖尿病……等）的關係已成為現代營養學的一項重要內容，我們可以稱為「飲食治療」。

B.癌症

　　人體的免疫功能與腫瘤的發生、發展有密切關係。

　　當免疫功能低下或受抑制時，腫瘤發生率會增高，而在腫瘤生長時，腫瘤患者的免疫功能會受抑制，兩者互為因果，互相消長，對腫瘤發展產生了重要作用。

　　以下說明營養免疫如何抗癌和避免化療感染。

a.膳食、營養與癌症有密切關係

　　腫瘤的發生是多因素的綜合影響，既有環境因素的影響，也有機體內部的影響，包括：遺傳因素、精神心理因素等。

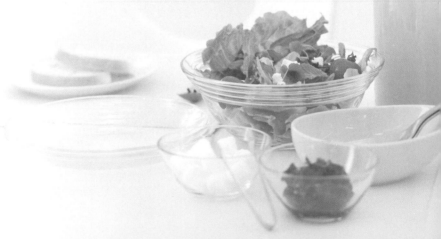

　　1981年Richard Dell與Richard Peto提出腫瘤的發生主要是環境因素，其中飲食因素約占35％，抽菸的因素占30％。此論點現在已為大量研究資料和文獻綜述所肯定。

　　1982年美國國家科學院（NAS）編寫了《膳食、營養與癌症》一書，首次提出減少癌症危險性的膳食指南。

　　1994年世界癌症研究基金會（WCRF）和美國國家癌症研究所（NCI）編寫了《食物、營養和癌症預防》一書，提出了14條防癌膳食指南，這同時也是解毒排毒餐設計的原則：

　　(1)以植物性食物為主的多樣化膳食；

　　(2)保持適宜的體重；

　　(3)堅持體力活動；

　　(4)多吃蔬菜和水果；

　　(5)多種富含澱粉和蛋白質的植物性食物；

　　　(6)不要飲酒；

　　　　(7)少吃紅肉；

　　　　(8)限制總脂肪和油類；

　　　　(9)鹽的攝入量每天不超過6克；

　　(10)食物儲藏減少黴菌污染；

　　(11)食物保藏應冷藏或冷凍；

　　　　(12)食物添加劑和殘留物應符合安全限量；

　　　　　(13)食物製備應避免薰、烤、炸等高溫製作；

　　　　　　(14)不靠營養補充劑。

　　　b.強化免疫，抵抗癌症

　　全世界每年大約有650萬人患

癌症，500萬人以上死於癌症。同時，在死亡原因排行榜中，癌症也是我國死亡的第一大原因。

所以針對免疫和癌症的關係，早在1909年，Ehrlich便首先提出機體具有保護自身，抵抗癌變細胞的能力，建立了「腫瘤免疫」的概念。同時，Burnet則創造了「免疫監視」一詞，相關理論正式成立。簡單地說，「免疫監視」就是人體阻止腫瘤發生的天然抵抗力。

免疫系統作為人體監視系統，主要功用是識別並消滅任何產生新抗原的細胞。因為腫瘤細胞會不斷在人體內產生，如果人體的防禦系統不能有效地遏止它們的生長，癌症的發生率會高得令人難以置信。

人體「免疫監視」機制，包含細胞免疫和體液免疫兩種方式，其中以T細胞、自然殺手細胞和巨噬細胞介導為主的細胞免疫最為重要。但就算如此，腫瘤仍能在人體生長、轉移、復發，這顯示腫瘤具有逃避免疫攻擊的能力（稱為免疫逃逸現象）。近年的分子免疫學研究顯示，腫瘤細胞是透過膜分子表達異常、分泌抑制性細胞因子和腫瘤生長因子等多種途徑，躲過了免疫系統的監視。

所以，解毒排毒餐就是利用最天然、無副作用的方式，以食用的方式，作用於免疫相關機制，強化人體這種天然的抵抗力，大大降低癌症發生的機率。

c.化療、放療降低免疫力，極易造成感染

感染是癌症化療、放療患者常見的併發症和死亡原因。這兩種治療作為的強度愈大、持續時間愈久，感染的危險性就愈高。

惡性腫瘤本身及抗腫瘤藥物引起的免疫功能缺陷，易招致感染，且最容易發生在惡性腫瘤控制差、患者接受具骨髓毒性的化療或使用類固醇時。

尤其化療會導致白血球減少，往往也伴有淋巴細胞減少，影響細胞免疫和體液免疫，T細胞和B細胞功能異常。Mackall等人發現，化療後嗜中性白血球、單核細胞和血小板數，會恢復至治療前50％以上，淋巴細胞數卻要等到化療後數個月，才會逐漸恢復。

因此，接受化療或放療的患者，在調整營養素平衡的同時，補充抗氧化營養素，可減少化療或放療的毒副反應，如：白血球減少、脫髮、惡心、嘔吐等。同時，β—胡蘿蔔素及鋅、硒等，均有抑制癌基因的表現，和提高人體免疫功能的作用。因此，化療或放療患者的營養輔助治療是十分必要的。

解毒排毒餐就是依據此目的，利用蔬菜、水果、適當的中藥材，達到補充抗氧化物營養素，提高免疫功能，改善病情的目的。

(4) 沒有副作用

解毒排毒餐是以蔬果為主、中草藥為輔的天然飲食治療。雖然是針對不同的症狀、疾病所設計而成，但是，仍然屬於飲食的

一部分，或者說是一種「特殊飲食」也不爲過。

稱爲特殊飲食的原因主要是，雖然解毒排毒餐也強調色、香、味俱全的美食基本條件（相關説明和製作原理請見由蘇富家老師所撰寫的本篇第七單元）；但更重要的是，它是帶有改善健康的目的性，和一般吃了不僅無益健康，甚至可能有害的精製美食絕對不一樣。

再者，由於排毒餐盡量採用「藥食同源」的蔬果，搭配小比例的中草藥，效果儘管遠比眞正的藥物爲低，但是也因此幾乎沒有任何副作用，只要持之以恆地食用，效果會正確地顯現。相反地，安全性遠遠高於任何藥物。

同時，根據營養醫學的研究顯示，人體攝取的微量元素和各種症狀、各類疾病的發生率成正比；微量元素愈缺乏，產生各式症狀和疾病的機率愈高。所以只要能夠適當、適量、適時地攝取，不僅不會出現任何副作用，反而是各種疾病的剋星。

以癌症的發生來說，從正常細胞發展成癌，是需要經過較長的一段時期。因此癌前階段患者的飲食營養預防，應從防癌機制的幾個環節上著手，從減少致癌前驅物或致癌物的攝入、阻止致癌物在胃內的合成、阻斷致癌物對靶子器官的作用、抑制癌基因的表現和提高機體的免疫功能等方面，採取綜合措施進行預防。

癌前階段的患者常有不同程度的營養不足情況，如：蛋白質、維生素B群和維生素C 的不足，以及鈣的缺乏等。

蛋白質的補充可促進損傷組織的修復和提高細胞免疫功能。在補充蛋白質時，適當增加大豆蛋白的比例，有助於腫瘤的預防。

再者，對消化道腫瘤癌前病變，葉酸的補充對預防腫瘤也有療效。食道癌癌前病

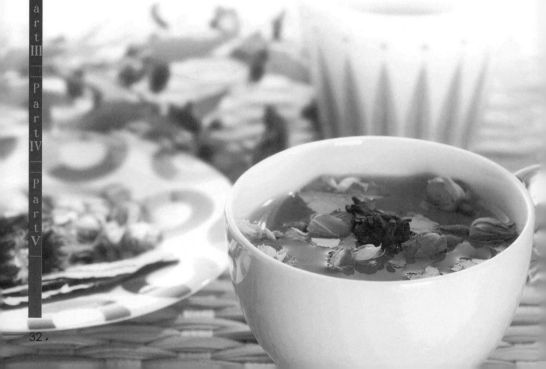

變，維生素B2和維生素C的缺乏尤為普遍。對於子宮頸癌和口腔癌癌前病變的患者，補充維生素A和β─胡蘿蔔素，亦有預防癌變的作用。

此外，從膳食結構中降低脂肪佔總能量的百分比至20~25％外，增加膳食纖維，保持營養素之間的平衡，增加鈣的攝入量，也有預防結腸癌的作用。

而晚期癌症患者營養狀況極差，免疫功能下降，抗氧化能力很低。因此，治療原則是提高其進食能力，提高免疫功能及抗氧化能力，調整其他器官的功能，增加人體的抵抗力，達到延長生存期和提高生存質量的目的。

因此，綜合來說，應用中醫中藥和營養素結合的飲食治療（解毒排毒餐），可能是達到改善和恢復健康的重要方法。

HEALTH

5
食物如何解毒排毒?

　　飲食治療就是通過調整飲食成分結構,補充對人體疾病有治療效果的膳食(食材最好是天然的、有機的),達到治療目的,如:缺鐵性貧血補充富含鐵劑膳食(如菠菜等);壞血病補充富有維生素C的膳食(如蘋果等);夜盲症則補充富含維生素A的膳食(如胡蘿蔔等)。飲食治療的最大優點是無毒、無副作用,且具有一定臨床治療效果,屬於「天然藥物治療」的一種。

　　而蔬果營養價值的高低,與其顏色有一定關係。一般規律是顏色愈深,所含胡蘿蔔素和維生素愈多,營養價值愈高,抗氧化力也愈強。所以利用這個原則進行食材的選擇,再搭配其他相關選材及製作原則,自己也可以做出美味、健康、好看、好吃的解毒排毒餐。

(1) 利用營養調節免疫力

　　面對禽流感病毒的侵襲,或者是往後的其他細菌、病毒感染,甚至對抗癌症,免疫系統都扮演保護人體的關鍵角色。

　　免疫的定義是機體對外來異物的一種反應。免疫是機體識別「自己」與「非己」物質,並對「非己」異物加以排斥和清除,以維持機體內環境平衡穩定的一種生理性防禦反應。

　　人體的免疫系統由免疫分子、細胞、組織和器官組成,能抵抗外來有害致病因子入侵,發揮特異性免疫和非特異性免疫功能,這兩種免疫功能是密切聯繫的。

免疫系統基本的防禦戰士是能夠移動的淋巴細胞，其分別為B細胞和T細胞。B細胞產生於骨髓，受抗原刺激後發育成能產生抗體的細胞；T細胞也產生於骨髓，但需要在胸腺內發育成熟。

特異性免疫系統的另一重要部分位於腸道，即所謂與腸道有關的淋巴組織，它與來自食物中的抗原和腸道內正常存在的微生物抗原接觸並產生功能。腸道的免疫細胞位於不同的部位，如淋巴結、濾泡等，單個免疫細胞分布於腸道粘膜和上皮細胞之間。與全身循環的免疫細胞相比，腸道的免疫細胞更易受營養的影響，因為他們與高濃度的食物成分是直接接觸的。

一定量的必需脂肪酸對維持正常免疫功能是必要的。必需脂肪酸缺乏，會導致淋巴器官萎縮，血清抗體降低。但高濃度多元不飽和脂肪酸會抑制細胞免疫反應。Offiner等學者發現，油酸、亞油酸、花生四烯酸均能抑制PHA和PPD誘導淋巴細胞的增殖反應，因此攝入富含ω-3多元不飽和脂肪酸的膳食，可抑制自體免疫疾病。多元不飽和脂肪酸通過改變淋巴細胞膜的流動性和前列腺素的合成，引起免疫反應的改變，也可能發揮關鍵作用。

許多微量元素在正常免疫反應中發揮重要作用，它們直接參與免疫反應，如果缺乏鋅、硒、鐵和銅等微量元素，都會使免疫功能下降。

鋅缺乏會引起免疫系統的組織器官萎縮，含鋅的免疫系統酶類活性受抑制，並使細胞免疫和體液免疫均發生異常。硒則具有明顯抗腫瘤作用和免疫增強作用。而鐵缺乏，會使核糖核酸酶活性降低，肝、脾和胸腺蛋白質合成減少，使免疫功能出現各種異常。

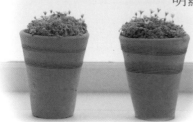

銅缺乏影響單核吞噬系統對感染的免疫反應，吞噬細胞的抗菌活性減弱，機體對許多病原微生物易感性增強。

維生素也會影響免疫。維生素C對胸腺、脾臟、淋巴結等組織器官生成淋巴細胞有顯著影響，還可以通過提高人體內其他抗氧化劑的濃度，而增強機體的免疫功能。

維生素A對細胞免疫和體液免疫介導的免疫反應，發揮重要輔助作用，能提高機體抗感染和抗腫瘤能力。維生素A缺乏的動物的胸腺皮質萎縮，脾臟生發中心減少，胸腺和脾臟淋巴細胞明顯耗竭，外周血T細胞減少，細胞體外增殖能力降低。

維生素E缺乏引起的免疫功能受抑，與幫助─誘導性T細胞減少有關。

核酸和蛋白質的合成以及細胞的增殖，都需要維生素B6，因而維生素B6缺乏對免疫系統所產生的影響，比其他B群維生素缺乏時的影響更為嚴重。

(2) 吃蔬果解毒排毒

有不少研究報告指出，天然食品的解毒、排毒、防癌作用，高於等量的人工合成的有效營養素。

在膳食成分方面，除了營養素以外，近來膳食中的非營養素生物活性成分，也成為重要的研究課題。如茶葉中的茶多酚、茶色素；大

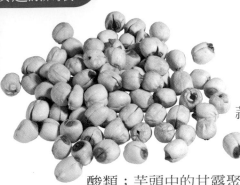

蒜中的含硫化物；蔬菜中番茄紅素、胡蘿蔔素及異硫氰酸鹽；大豆中的異黃酮；蔬果中的酚酸類；芋頭中的甘露聚糖，以及薑黃素，紅麴等。

一般說來，水果、蔬菜中的香豆素類，十字花科中的異硫氰酸芳香酯，能誘導解毒酶，穀胱甘肽-S-轉移酶的活性，使穀胱甘肽在人體發揮解毒防癌的作用。

食物中存在多酚類物質，多數有抑癌、防癌作用。例如，各種單體（兒茶酚、沒食子酸、丁香酸等），大多為亞硝胺形成的抑制劑，二聚體鞣花酸在抑制多環芳烴二醇環氧化物致突變上，具有高度活性。綠原酸、咖啡酸能抑制黃麴毒素B1的誘變性，能阻斷亞硝胺的形成。

本文以列表方式，說明各種蔬果的解毒排毒效用。

 ━━━●（蔬果解毒排毒功效表）

番 茄 》　成分與功效：◄━━━
番茄紅素可消除自由基，對前列腺癌有預防作用。

蘋 果 》　成分與功效：◄━━━
蘋果中的果膠和鞣酸有收斂作用，可以將腸道內積聚的毒素和廢物排出體外。另外，蘋果中的粗纖維能鬆軟糞便，利於排泄；有機酸也有刺激腸壁，增加蠕動的作用。

番 薯 》　成分與功效：◄━━━
番薯含有豐富的膳食纖維和膠質類等容積性排便物質，可謂「腸道清道夫」。

橄欖》 成分與功效：◄

橄欖中的橄欖油含多酚類物質，有抗氧化作用，且可促進
腸蠕動，以紓解便祕。

苜蓿》 成分與功效：◄

苜蓿中含粗纖維，幫助大便及毒素的排泄。

小麥》 成分與功效：◄

小麥含澱粉、蛋白質、醣類、糊精、脂肪、粗纖維。尚含
少量穀甾醇、卵磷脂、蛋白酶、麥芽糖酶、澱粉酶、維生
素B群等。小麥胚芽含植物凝集素。麥麩中提取的麥麩多
醣，給小白鼠腹腔注射，連續10天，結果對小白鼠肉瘤—
180抑制率為61.9%。從麥芽中提取的植物紅血球凝集素，可
使淋巴瘤細胞直接凝集，顯示有直接殺傷癌細胞的作用。

大白菜》 成分與功效：◄

大白菜含有大量粗纖維，可促進腸壁蠕動，幫助消化，防
止大便乾燥，促進排便，稀釋腸道毒素。

菠菜》 成分與功效：◄

菠菜中含有大量的植物粗纖維，具有促進腸道蠕動的作
用，利於排便。

杏仁》 成分與功效：◄

杏仁中含杏仁油，能促進胃腸蠕動，減少糞
便與腸道的摩擦，治療便祕。

荸薺》 成分與功效：◄

荸薺中含有粗蛋白質、澱粉，能促進大腸蠕動。

南瓜》 成分與功效：◄

南瓜所含的甘露醇有通便功效，可減少糞便中毒素對人體
的危害，有助於預防結腸癌。

香菇》 成分與功效：

香菇的化學成分包括醣類、脂肪、粗蛋白、粗纖維、水分、灰分、鈣、磷、鐵、維生素等多種物質，其抗腫瘤成分有香菇多醣。降血脂成分有香菇肽脎、香菇嘌呤、香菇腺嘌呤及腺嘌呤衍生物等；香菇的抗病毒成分有雙鏈核糖核酸（disRNA）為干擾素的誘發劑。含30多種酶，可輔治因缺酶所引起的各種疾病，有助於調解生理機能，解毒排毒。

蘑菇》 成分與功效：

近年來多方研究，發現蘑菇含有多種抗腫瘤活性物質，因而在日本掀起食用熱潮。實驗證明，有以下幾類抗癌物質：1.多糖類；2.核酸；3.甾醇類；4.脂肪質；5.膳食纖維；6.外源凝集素（lectin）。而姬松茸（巴西蘑菇）除具抗癌活性外，還有降血脂、抗凝血、預防心血管病和提高機體免疫功能。

納豆》 成分與功效：

納豆含有豐富的酶和維生素，因此能促進其他膳食的消化。一粒納豆裡約有3~5億個左右的納豆菌。納豆是把Bacillus natto細菌，加入到蒸熟的大豆中，並在35~38℃下使其繁殖而製造出來的。做成後釋放出獨特的香味，能拉出細絲，這些都是因菌的作用而引起的。和微生物有關的食品，還有奶酪、酸奶、葡萄酒和生火腿等。

薑》 成分與功效：

薑主要含有辛辣成分為薑辣素和薑油，薑油主要成分為薑酮。薑辣素具有使人發汗的作用，對心臟和血管都可造成刺激，使心跳、血流加快，汗液增加；薑油能升高 II 相藥

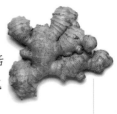

物代謝酶（解毒酶）－穀胱甘肽-S-轉移酶的活
性，顯示薑有解毒作用。而薑辣素有很強抗
氧化作用，是極有用的抗氧化劑。

蔥》 成分與功效：◀

蔥的鱗莖含揮發油，主成分為大蒜辣素。大蒜辣素從汗腺、
呼吸道、泌尿道排出時，能輕微刺激這些管道壁的分泌，而
有發汗、祛痰、利尿作用。蔥所含揮發油，可作用於細菌的
酶系統，故可抑制葡萄球菌、白喉桿菌及鏈球菌等。

大蒜》 成分與功效：◀

大蒜含有揮發油，主為大蒜辣素（蒜素）、蒜氨酸，以及
多種含硫化合物等。大蒜的多種含硫成分，是抑制細菌生
長繁殖的活性物質。

辣椒》 成分與功效：◀

辣椒的辛辣成分，主為辣椒素、辣椒鹼等。辣椒味辛，可
刺激口腔內辛味的感受器，引起出汗和血壓變化。辣椒素
是抗氧化物質，能中和體內多種有害的含氧物質。使前致
癌物激活的酶，稱為 I 相藥物代謝酶，細胞色素p450系統
酶，即屬 I 相酶。而辣椒素可抑制p450系統酶，終止細胞
癌變過程。辣椒鹼也是抗氧化物質，能阻斷致癌物質與正
常細胞結合，因而防止癌症。

唇形科植物》 成分與功效：◀

主要有鼠尾草、迷迭香、薄荷和麝
香草。含有一系列潛在抗氧化
劑，如鼠尾草酚、迷迭酚和香
芹酚，賦於膳食抗氧化潛能。

6
哪些中草藥可以搭配食用？

(1) 天然中草藥，解毒排毒更完全

藥物的作用有雙重性，既可殺死或抑制病原體，但在一定條件下，病原體又會產生抗藥性。

藥物應用於人體後，既可以出現有利於防治疾病的作用，也可以出現不利於人體健康的作用。所以增加療效、減少毒副作用，就成為21世紀藥物治療的主軸。

而天然藥物的研製應用已成為現代藥物治療的新趨勢。天然藥物治療包括飲食治療和天然性藥物治療。

天然性藥物治療是指利用天然的藥性物質進行治療，中藥就是在中醫中藥理論指導下，應用天然藥物進行治療，以植物藥為主。隨著現代藥物提煉技術的改進、發展，中藥的有效成分被進一步精煉、提純出來，能更有效地用於臨床，發揮高效低毒的臨床治療作用。

另外，從中草藥對抗氧化酶——超氧化物歧化酶（SOD）活

性調解研究顯示：中草藥能透過提高機體內源性SOD活性，清除氧自由基對機體的損傷，這可能是中草藥抗腫瘤的重要機制之一。

所以，顯而易見的是，利用天然、有機的蔬果搭配中草藥進行的天然性藥物治療，是一種很重要的解毒排毒手段。

(2) 要吃哪些解毒排毒中草藥

研究顯示，許多天然中草藥對抗老延壽、免疫調節、抗癌防癌等，都有很好效果。

本文一樣用列表方式，說明相關成分和效用。

中草藥解毒排毒功效表

甘草 》 成分與功效：
甘草對多種藥物中毒、膳食中毒，都有一定的解毒能力。

三七 》 成分與功效：
三七總苷對四氯化碳造成的肝損傷具有防治作用，且能降低肝中丙氨酸轉氨酶（ALT）。

荷葉 》 成分與功效：
可治菌蕈中毒。

銀耳 》 成分與功效：
有保護肝細胞，減輕四氯化碳造成的肝損傷的作用。有鎮咳、平喘、化痰等作用，並可消除和改善支氣管黏膜充血、腫脹、肥厚等病理變化，促進支氣管黏膜上皮細胞修復。

枸杞》 成分與功效：

可改善四氯化碳引起的肝損害，能輕微地抑制脂肪在肝細胞內沈積和促進肝細胞新生的作用。

茵陳》 成分與功效：

煎劑能減輕四氯化碳引起的肝損害；保護肝細胞膜的完整性，降低血清ALT、AST的含量。

何首烏》 成分與功效：

使血清游離脂肪酸及肝臟過氧化脂質顯著下降。何首烏增加肝醣原的作用，亦有利於對肝臟的保護。

薏仁》 成分與功效：

低濃度薏仁油對呼吸、橫紋肌和平滑肌有興奮作用，但高濃度則有抑制作用；薏仁可顯著擴張肺血管，改善肺臟的血液循環。

杏仁》 成分與功效：

口服小劑量的苦杏仁，經消化道，苦杏仁甙被胃酸或苦杏仁酶分解，生成微量氫氰酸。吸收後，可抑制頸動脈體和主動脈的氧化代謝，致反射性呼吸加深，使痰液易於排出；並對呼吸中樞有鎮靜作用，使呼吸運動趨於安靜而達鎮咳平喘功效。

螺旋藻》 成分與功效：

可減輕汞及藥物對腎臟的毒性。

黃耆》 成分與功效：

有利尿作用，並使鈉排出增加。

杜仲》 成分與功效：

杜仲含鉀量為0.4％，故學界推論利尿可能與鉀有關。

冬蟲夏草 》 成分與功效:◄
　　蟲草煎劑灌服，可減輕藥物所致的急性腎損傷。

五味子 》 成分與功效:◄
　　去氧五味子素、五味子脂素A，腹腔注射，可抑制腎細胞
　　毒物氨基核苷所致的尿蛋白排泄增加，並能改善血清生化
　　指標。

玉米鬚 》 成分與功效:◄
　　有中等程度的利尿作用，可增加氯化物的排出量，如與咖
　　啡鹼並用，可增強並延長其利尿功能。

胖大海 》 成分與功效:◄
　　梧桐科植物胖大海的種子，有一定利尿和鎮痛作用。

野菊花 》 成分與功效:◄
　　擴張冠狀動脈，增加冠狀動脈血流量，改善腎血流量。

艾葉 》 成分與功效:◄
　　艾葉油具有鬆弛豚鼠平滑肌的作用，能對抗由乙醯膽鹼、
　　氯化鋇和組織胺引起的支氣管平滑肌痙攣。

遠志 》 成分與功效:◄
　　所含皂甙對胃黏膜有刺激作用，反射性的增強呼吸道分
　　泌，使潴留在氣管內的黏痰，能稀釋咳出。

銀杏葉 》 成分與功效:◄
　　能明顯拮抗氣喘患者因抗原引起的支氣管收縮，並抑制
　　殘留的支氣管高反應性。

西洋參 》 成分與功效:◄
　　總皂甙和總提取物能降低肝糖原含量，增加肝臟DNA和
　　RNA的含量。

白朮》 成分與功效：◄

可減少肝細胞變性壞死，促進肝細胞生長，使升高的ALT下降，降止肝醣原的減少，促進DNA的修復。

茯苓》 成分與功效：◄

對四氯化碳引起的肝細胞損傷及ALT升高有良好的防治效果。

黃連》 成分與功效：◄

保護肝實質細胞，增強解毒功能。

靈芝》 成分與功效：◄

能減輕乙硫氨酸引起的脂肪肝，提高肝臟的解毒能力，促進肝細胞的再生。

當歸》 成分與功效：◄

有保護肝細胞、防止肝醣原降低、恢復肝功能作用。

月見草》 成分與功效：◄

月見草油能顯著降低脂肪肝中的三酸甘油酯含量，抑制脂肪肝的發生。

女貞子》 成分與功效：◄

對急性肝損傷有明顯的保護作用，可降低肝中ALT及肝內三酸甘油酯的蓄積，促進肝細胞再生，防止肝硬化。

牛膝》 成分與功效：◄

能促進膽汁分泌，改變膽汁成分，使膽酸及膽紅素含量增加，膽固醇含量減少。

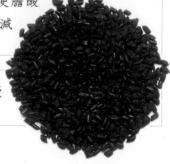

決明子》 成分與功效：◄

有降低三酸甘油酯和抑制血小板凝聚的作用。

問荊》 成分與功效：◀

　　問荊硅化物，可明顯降低四氯化碳中毒升高的ALT，使肝粒腺體腫脹減輕，肝醣原顆粒增多。能清除體內代謝產物、異物和毒物，因而有排毒和解毒等保護作用。

豬苓》 成分與功效：◀

　　豬苓多醣對四氯化碳和D—半乳糖胺引起的肝損傷，有顯著的保護作用。

薑黃》 成分與功效：◀

　　對四氯化碳引起的ALT、AST升高，有明顯的抑制作用。

黃皮葉》 成分與功效：◀

　　黃皮內醯胺等成分，對四氯化碳中毒有降低ALT活性的作用。

黃芩》 成分與功效：◀

　　抑制肝臟類脂過氧化，以護肝。

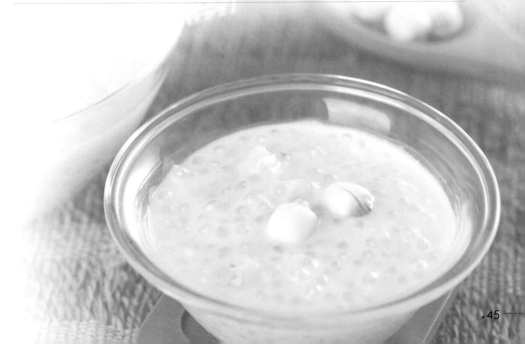

7
怎樣做出美味的解毒排毒餐？

▌蘇富家

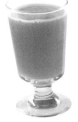

很多人認爲以本書所提到的食材和中草藥，想做出美味的解毒排毒餐是很困難的。因爲大家都認爲食療方總是糊糊一團，既無香氣，味道也不好，根本和美味畫不上等號的。

其實，依個人幾十年的做菜經驗，這兩者並非不可兼顧的。尤其以素食材料來說，纖維素和其他營養素都有特殊的味道和顏色，如果能夠依據相關特性做發揮，再照著孫安迪醫師在本書中所提供、搭配的中草藥，自然可以做出好吃的解毒排毒餐。

以下提供幾個原則，大家只要把握住，就可以簡單且輕鬆地做出每個人都想吃，美味又有效的解毒排毒餐了。

(1)選材——愈天然的食材、中草藥愈好

在選擇材料的時候，分爲食材和中草藥兩大類。

食材部分(包含調味料)，其實都是在一般傳統市場或超級市場就可以買得到，但是如果要買的比較安心，就建議最好是找專門賣天然食材的有機店(或稱爲生機店)。

當然，如果你是住在產地，且又對相關食材熟悉，看過本書後，你自然可以直接取得物美價廉的材料，這樣是最好的。

中草藥部分，主要還是在中藥店和青草藥店可以買到。除了傳統的店面外，還可利用網路。現在網路相當發達，網路上也都有相關網站會教大家辨別中草藥的常識，然後再到一般通路購買即可。當然，還是建議貨比三家不吃虧，不管哪個通路都要詳細

確認過後，找到信譽良好的店家，才有保障。

也許有人說，這樣找材料實在太辛苦了。可是想想，如果能夠找到好的材料，做出來的解毒排毒餐，效果自然最好，一切不就都值得了，是吧！

(2) 烹煮——蒸、炒、沖泡、水煮、涼拌為主，營養不流失

烹煮方式也很重要，否則煮出來的排毒餐一樣沒有效果。因為現代人太喜歡吃油炸、烤，甚至麻辣的食物，再加上精緻加工，使得許多食物的營養素和原味都流失。

所以，在所有解毒排毒餐的烹製過程中，完全只使用蒸、炒、沖泡、水煮、涼拌這些可以保存營養素和原味的方式，讓大家在食用的過程中，能夠細細品嘗其中的好滋味，並且讓身體徹底地吸收營養素，達到預防保健和改善疾病的效果。

(3) 搭配——以天然香料做配料、醬料與盤飾

在做解毒排毒餐的過程中，天然香料的運用是讓餐點變美味的關鍵之一。

如果運用得宜，就具畫龍點睛的作用，讓整個餐點立刻變好吃。善用薄荷、迷迭香、香椿……等香草，除了可以當做盤飾外，還可以搭配味噌、橄欖油、醋等調味料，變成可口的醬料，其美味絕對令人難忘。（這些醬料的製作方式，請參見腳丫文化出版的拙作《健康素食》一書）

這些天然香料可以在各地的花市都買得到。如果有興趣的人，還可以自己栽培，要用時再摘下來搭配或做菜，又健康又有趣，一舉多得，更充滿生活情趣。

(4)特性——高纖、無奶、無蛋、無味精、低GI

經過以上程序所做出來的排毒餐，除美味外，也兼具高纖、無奶蛋、無味精、低GI等健康特性，能有效改善不同的症狀和疾病。

本書所選用的食材，都是高纖維和微量營養素豐富，經過實證研究都發現，對抗感染、慢性病和癌症都有很好的療效。

無奶、無蛋是素食的條件之一。素食中本來就有很多替代奶、蛋的材料如豆類，所以雖然沒有這兩樣材料，也絕不會讓營養減少，反倒去除了奶蛋的害處，更兼顧了健康和美味。

一般都認為，味精是讓一道菜好吃的關鍵。但是，味精對健康不好也是眾所週知的事實。而食物的美味，其實是在經過適當烹煮所激發出來的原味，這種鮮、香、甜的感覺，才是真正健康的味道。

低GI（低升糖指數）是本書食療方最大的特色。經過不同研究發現，低GI飲食對糖尿病、高血壓、肥胖等疾病有良好改善功效，所以這樣的飲食是很適合預防和治療各種疾病的。不只生病的時候可以吃，平常更可以多多食用，促進健康，達到保健功效。

Part II.
排毒餐：抗感染篇

排毒餐是作用於調節免疫力，
所以，對於抗感染的效果是非常直接的，
舉凡感冒、咳嗽、流感、發燒和其他相關感染症狀，
都可以達到改善的效果。
當然，做為平時的預防性食療，也都很適合。

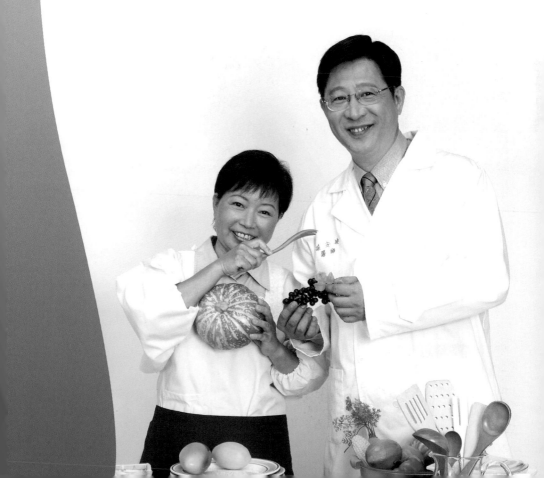

1 *Detoxification*

感冒、流感

感冒是病毒引起的上呼吸道的疾病,在冬季月分較為常見。兒童由於免疫力較差,最容易罹患感冒。感冒病毒相當多種,人類免疫期差不多只能維持一個月左右,因此經年累月的感冒,並不足為奇。

如禽流感等流行性感冒是由特定的流行性感冒病毒感染,人類歷史上,曾經歷如西元1918~1919年大規模的流行,造成數千萬人死亡,帶給人類巨大的災難,大家千萬不可輕忽它的威力。

同時,感冒和流感在症狀出現前二、三天及症狀出現的早期,就已經有藉由打噴嚏、咳嗽、講話等飛沫傳染的能力,絕對需要注意。

分類

免疫力弱的人容易罹患感冒,但要減少感冒的次數,則必須從增強並調節免疫力著手。針對免疫性疾病和與免疫有關的疾病,使用免疫抑制、增強、調整、補充或重建等方法,使免疫狀態趨向正常,促使病情緩解、好轉、治癒或減少復發。

感冒、流感在中醫學中,一般可分為:

- 風寒型。
- 風熱型。
- 胃腸型。

飲食原則

感冒飲食原則為清淡素食,忌葷腥生冷食物。

去寒解熱
木耳芝麻茶

◎**材料**
　　乾黑木耳60克，黑芝麻15克。

◎**調味料**
　　紅糖或黃冰糖50克。

◎**做法**
1. 黑木耳泡開後放入鍋中，乾炒至帶焦味出鍋。
2. 將芝麻洗淨、瀝乾，入鍋中炒出香味。
3. 加清水1500毫升，兩者同時入鍋，以中火煮沸30分鐘後濾渣。
4. 加糖調味，即可儲瓶。

◎**食用法**
　　每次喝100~120毫升，日服2~3次。

◎**適應症**
　　血熱便血、痢痰下血等症、感冒、流感。

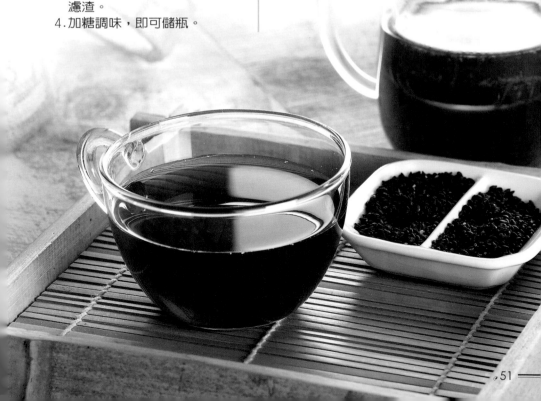

更多解毒排毒方在這裡

1. 蔥薑茶汁

⊙ **材料**
蔥白7根，鮮生薑20克，茶葉5克。

⊙ **做法**
蔥白及鮮生薑，洗淨切片搗爛取汁。茶葉用開水沖泡數分鐘，加入蔥薑汁，趁熱服下。

⊙ **適應症**
風寒型感冒（惡寒、發熱、頭痛、身痛、關節痠痛）、咳嗽。

2. 蔥白粥

⊙ **材料**
帶鬚根蔥白20克，白米50克。

⊙ **做法**
將蔥白和白米同煮粥。

⊙ **食用法**
分1~2次服完，連服3天。

⊙ **適應症**
感冒、流感。

3. 銀杏豆漿粥

⊙ **材料**
銀杏（白果）50粒，白米100克，100毫升豆漿。

⊙ **做法**
將銀杏去殼、去皮、去心，與白米同煮成粥，再加入豆漿，燒開。

⊙ **食用法**
分2次服完，每日1劑，連服7~10天。

⊙ **適應症**
感冒、流感。

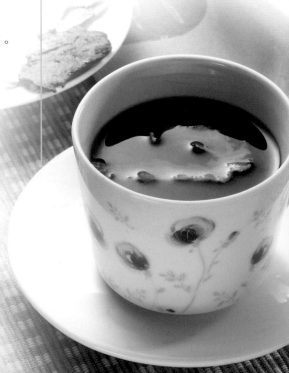

2

咳嗽

分類

　　咳嗽是機體的一種防禦性動作，能將呼吸道內異物和病理性分泌物排出體外，發揮排除異物、清潔呼吸道的作用，有利於身體的維持健康。

　　咳嗽的原因非常多元，最常和咳嗽聯想在一起的是呼吸道感染，如感冒。其他如肺炎、肺結核、吸入刺激性氣體（香菸、油煙、油漆、化學物品等）、溫度冷熱變化過大、氣候太乾燥、胃部的病變、情緒起伏過強等疾病及狀況，甚至過敏（花粉、灰塵等）、腫瘤、理化因素等，也都是造成咳嗽的原因。

　　對於咳嗽發生的原因，目前醫界大概會進行病史檢查、相關物理診斷、胸部X光與副鼻竇照像、皮膚過敏試驗、支氣管藥物激發試驗、上消化道照像等，不過也不保證一定能找出原因，所以醫界也都還在持續研究中。

　　但是一般來說，只要能判別咳嗽的性質、節律與時間、音色、和伴隨症狀等，對病因診斷有一定的幫助。

　　咳嗽中醫一般分為：

- 肺寒咳嗽。
- 肺熱咳嗽。
- 肺虛咳嗽。

飲食原則

　　咳嗽飲食原則為清淡素食，忌葷腥，嚴禁菸酒。

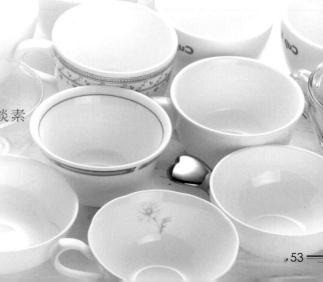

祛痰止咳
四汁飲

◎ **材料**
荸薺20個，梨1個，蘿蔔200克，蓮藕300克。

◎ **做法**
1. 將荸薺、蘿蔔、梨、蓮藕分別洗淨。
2. 用榨汁機榨出汁液，即可飲用。

◎ **食用法**
1. 將果汁分2次服用。
2. 每日2次，連服3~5天。

◎ **適應症**
肺熱咳嗽（咽燥癢痛，咯痰色黃或夾血，口乾喜飲）。

◎ **注意事項**
若痰中無血也可不用藕。

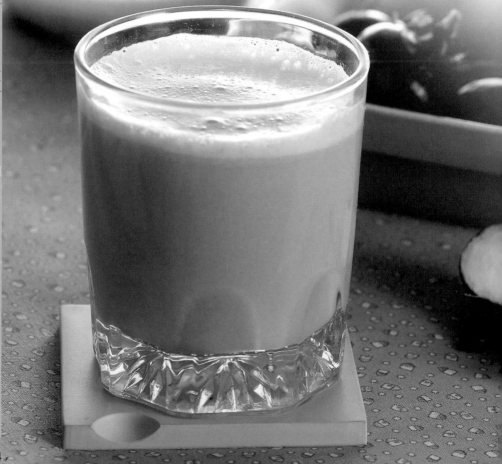

更多解毒排毒方在這裡

1. 人參橘皮蘇葉核桃湯

⊙ **材料**

白人參9克，橘皮10克，蘇葉6克，核桃肉6個，砂糖50克。

⊙ **做法**

所有的材料一同用水300毫升煎成湯。

⊙ **食用法**

代茶溫飲。

⊙ **適應症**

大補元氣，理氣化痰，主治慢性氣管炎，發燒，免疫力降低。

2. 川貝萊菔茶

⊙ **材料**

川貝母、萊菔（蘿蔔）子各15克。

⊙ **做法**

將材料共研粗末，加水煎湯，取汁。

⊙ **適應症**

祛痰止咳，適用於慢性支氣管炎，咳嗽痰多等症。

3. 木耳粥

⊙ **材料**

黑木耳5克，糯米50克，砂糖適量。

⊙ **做法**

1. 先將黑木耳用清水浸泡數小時。
2. 與糯米、砂糖一起加水400毫升，用文火煮至米花湯稠。
3. 蓋緊燜5~7分鐘，即可。

⊙ **食用法**

每日晨起空腹溫熱食。

⊙ **適應症**

乾咳少痰，喉乾喉癢，痰中帶血。

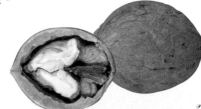

Detoxification

3
發燒、其他感染

分類

人體內各種功能及活動的進行，最適宜的溫度範圍大約是36.5~37.5℃，所以平均而論，正常的體溫被認為是37℃左右。

而在正常情況下，人的產熱與散熱功能，經常保持動態平衡。一旦平衡破壞，散熱小於產熱，或產熱高出散熱，則體溫上升，出現發燒。所以，發燒也是一種身體警訊，提醒我們出狀況了。

感冒、扁桃腺發炎、氣管炎、肺炎、腸胃炎、腦炎等疾病，都可能引起發燒。此外，癌症或腫瘤也會釋放出某種毒素，而使體溫調節中樞改變其設定，因此也會有莫名其妙的發燒狀況出現。

發燒可分為：

- 感染性發燒（由各種病原體的感染所引起，占發熱疾病的大多數）。
- 非感染性發燒。

另外，免疫力降低也常造成各種感染，也會以超過三週的持續性發燒的形式表現。惡性腫瘤和結核病是最常見的原因。

飲食原則

多喝水、攝食蔬果。補充適量營養素，調免疫，抗氧化。

清腸解毒
木耳豆腐湯

◎ **材料**

乾黑木耳30克，豆腐250克，水或昆布高湯600毫升，薑絲和芹菜、鹽、香油、香菜各少許。

◎ **做法**

1. 將黑木耳、豆腐加昆布高湯同煮，湯滾後以中火再續煮2分鐘。
2. 調入鹽、薑絲、芹菜末、香油、香菜等，即可盛碗食用。

◎ **食用法**

1. 每日1~2次。
2. 連服數天。

◎ **適應症**

1. 清腸解毒
2. 細菌性痢疾，發病急促，腹痛，腹瀉前有高熱、頭痛、煩燥、口渴、便稀，或為膿血等症。

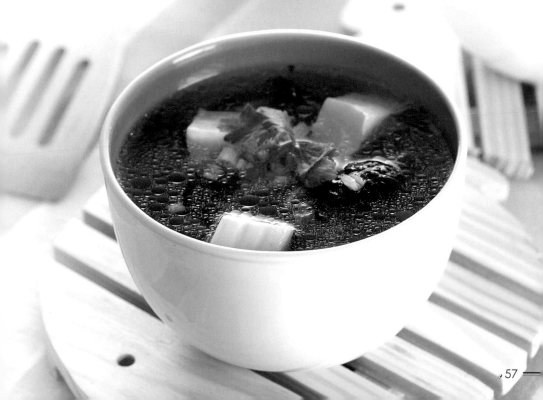

更多解毒排毒方在這裡

1. 大青葉柴胡粥

⊙ **材料**
大青葉、柴胡各15克，白米30克，冰糖適量。

⊙ **做法**
1. 大青葉、柴胡，加水3碗煎至2碗。
2. 再把白米、冰糖先後加入煮成稀飯。

⊙ **食用法**
每日1劑，連續服食6~7劑。

⊙ **適應症**
發燒，免疫力降低，帶狀疱疹。

⊙ **建議事項**
最好使用天然有機冰糖。

2. 大蒜西瓜汁

⊙ **材料**
大蒜100~150克，西瓜1個。

⊙ **做法**
1. 西瓜洗淨，挖一個三角型洞，放入去皮的大蒜。
2. 再用挖下的瓜蓋蓋好，放盆內，隔水燉熟，即可。

⊙ **適應症**
1. 發燒，免疫力降低。
2. 利水消腫解毒，適用於慢性腎炎，肝硬化腹水。

3. 大蒜燒茄

⊙ **材料**
大蒜25克，茄子500克，生薑5克，蔥白10克，澱粉10克，清湯200克。

⊙ **調味料**
食鹽2克，糖5克，醬油10克，

⊙ **做法**
1. 茄子去蒂把，洗淨，切塊。
2. 每瓣蒜切成2瓣。
3. 油燒熱，把茄子逐個放入鍋內翻炒，下薑末、醬油、鹽、蒜及清湯，燒沸。
4. 文火燜10分鐘，翻勻，撒入蔥花。
5. 用糖與澱粉加水調成的芡汁勾芡。

⊙ **食用法**
隨意或佐餐服食。

⊙ **適應症**
1. 適用於發燒、免疫力降低。
2. 化膿性感染，高血壓，動脈硬化等。

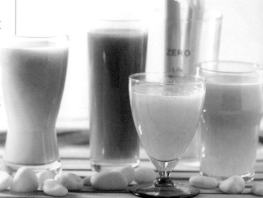

Part III.
排毒餐：癌症篇

癌症是一種人體本身細胞異常發展的病變，
和營養有密切關係。
而各階段和不同類型都有不同飲食營養需求。
如果施行良好，對預防、治療有很大幫助。

因此，本篇列舉11種常見的癌症，
和化、放療及癌症術後的排毒餐，
給大家參考食用。

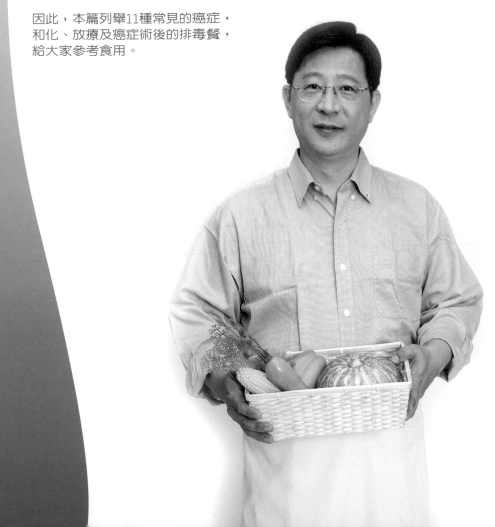

1 Detoxification

子宮頸癌

臨床症狀

子宮頸癌是一種女性生殖道的惡性腫瘤，和乳癌是兩種最常見的婦女癌症。子宮頸癌的好發年齡是40~60歲。

醫學研究顯示，子宮頸癌和性生活紊亂、過早年紀有性經驗、性伴侶本身有過多性伴侶等因素有關。

因為，這些因素會導致人類乳頭瘤病毒的增生。而人類乳頭瘤病毒能使子宮頸細胞產生異變，發展成癌前病變，甚至進而演變為子宮頸癌。

因此，維持單一性伴侶與避免性濫交，再加上定期的子宮頸抹片檢查，便是預防子宮頸癌的最基本也最好的方法。

原位癌及早期患者，均無自覺症狀，要到了一定階段後才有症狀。子宮頸癌常見症狀如下：

- ⊕ 陰道出血。
- ⊕ 陰道排膿。
- ⊕ 疼痛。
- ⊕ 其他，如：侵犯膀胱，可出現尿頻尿急，尿痛或血尿；侵犯直腸時，可引起便血或排便困難。

飲食原則

宜食新鮮蔬菜水果，並以調免疫、抗氧化為主。如果多攝取食物中富含類胡蘿蔔素、維生素C、E較多的膳食，可能會獲得作用。

消癥化結
扁豆丸子

◎ **材料**

扁豆250克，葡萄乾20克，核桃仁20克，黃冰糖100克，植物油10克，椰子粉、黑芝麻、白芝麻各適量。

◎ **做法**

1. 將扁豆洗淨，加水煮爛。
2. 用調理機打成豆泥備用。
3. 鍋內放入植物油、糖，與核桃仁、葡萄乾、扁豆泥同炒。
4. 待水分炒乾後，搓成丸子狀，分別裹上椰子粉，即可裝盤。

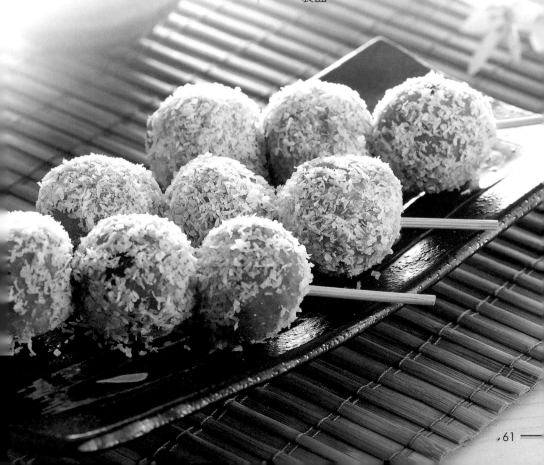

更多解毒排毒方在這裡

1. 參棗米飯

⊙ **材料**
黨參20克，大棗20個，糯米250克，糖30克。

⊙ **做法**
1. 將黨參、大棗放在瓷鍋內，加水泡發。
2. 然後煎煮30分鐘左右，撈出黨參、大棗，藥湯備用。
3. 將糯米淘淨，加適量水放在大瓷碗中，蒸熟後扣在盤中，把黨參、大棗擺在上面。
4. 把藥湯加糖煎成濃汁，倒在棗飯上即可食用。

2. 木耳當歸湯

⊙ **材料**
黑木耳10克，當歸、白芍、黃耆、甘草、陳皮、桂圓肉各3~4克。

⊙ **做法**
1. 將所有食材洗淨後，加水煮熟。
2. 飲湯，食木耳、桂圓肉。

⊙ **適應症**
子宮頸癌、陰道癌，補血，消癥化結。

3. 菱角薏米芡實粥

⊙ **材料**
菱角肉150克，薏米仁50克，芡實50克，白米100克。

⊙ **做法**
1. 將所有食材洗淨入鍋加水。
2. 共煮至米爛粥稠，即可趁熱食用。

⊙ **食用法**
每日1劑，分1~2次服，連服數月。

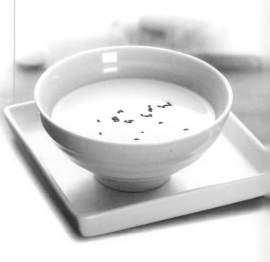

2

乳癌

　　乳癌是比較容易早期發現的癌病之一，多發生在40~50歲的婦女。

　　只要每個月利用幾分鐘的時間做乳房自我檢查，再加上定期做乳房X光，和由醫師或護士操作的臨床乳房檢查，就有很大的機率早期發現，早期治療。

　　一般女性乳部有硬塊，往往羞於告人，認為不重要或害怕切除乳房，而耽誤大好治療機會，其實90%的硬塊都屬於良性，所以無須過分擔憂和懼怕。而且早期乳癌患者不需將乳房整個切除，可採取乳房保留手術，對外在美的影響很小。

　　幾乎所有的乳癌都是腺癌。約80％是浸潤性導管癌，10％是小葉癌。

臨床症狀

　　乳癌初期時，乳房內會出現一個硬結，不痛，活動性差，邊緣不清楚。繼而癌細胞向周圍組織浸潤，並經淋巴管向附近淋巴結轉移。

　　晚期局部疼痛，患側腋窩淋巴結腫大而且很硬，鎖骨上淋巴結也可能會腫大，患側上肢可發生水腫、全身衰弱、貧血。

飲食原則

　　宜食新鮮蔬菜、水果。忌高脂肪、辛辣食物，戒菸、禁酒。而膳食中有較多的紅肉、總脂肪以及動物性飽和脂肪，則有可能增加乳癌危險性。

補氣化結
素炒四寶

◎ **材料**

玉米粒100克，豌豆仁100克，胡蘿蔔125克，乾香菇20克。

◎ **調味料**

鹽5克，花生油15毫升，醬油2毫升，薑泥少許。

◎ **做法**

1. 香菇洗淨，以100毫升的水泡好，切丁備用，泡香菇的水留下。
2. 豌豆、胡蘿蔔丁分別用開水燙熟。
3. 花生油入鍋內，先炒香菇丁。
4. 再加入玉米粒、薑泥、鹽和泡香菇的水同炒。
5. 將鍋內食品煮至水快乾。
6. 倒入豌豆、胡蘿蔔丁，再加醬油調味，即可起鍋食用。

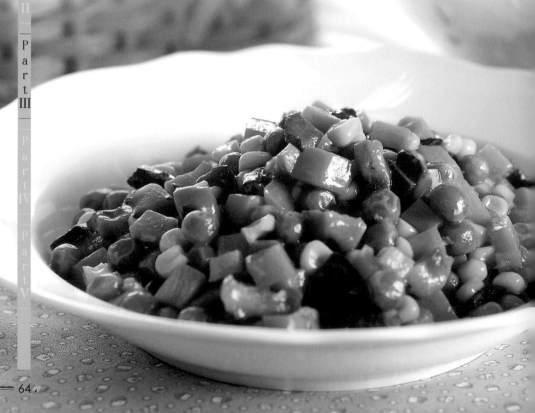

更多解毒排毒方在這裡

1. 海藻紫菜湯

⊙ **材料**
  褐藻、紫菜各10克。

⊙ **調味料**
  鹽、麻油適量。

⊙ **做法**
  1. 先將水燒開。
  2. 加入紫菜和褐藻，煮沸後酌加鹽、麻油調味即可。

2. 涼拌馬鈴薯海帶

⊙ **材料**
  海帶30克，馬鈴薯30克。

⊙ **調味料**
  鹽、檸檬汁、麻油各適量。

⊙ **做法**
  1. 海帶洗淨、切絲，馬鈴薯去皮切絲。
  2. 將兩項食材在沸水中快速燙一下，撈起、瀝乾水分。
  3. 將燙過的海帶和馬鈴薯加鹽、檸檬汁、麻油拌勻食用。

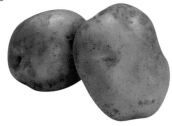

3. 山藥薏米粥

⊙ **材料**
  鮮山藥150克，生薏仁150克。

⊙ **做法**
  山藥及薏仁一同加水煮成粥食用。

Detoxification

3

肝癌

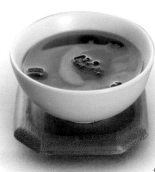

　　肝癌是由肝硬化、肝炎等肝臟疾病長期演變而來。近年來一直是台灣地區男性癌症死因的首位，女性癌症死因的第二位。

　　以往因為檢查方法和技術，再加上肝臟本身特性的關係，所以肝癌不容易被診斷出來，往往要到了晚期才會被發現，導致存活率低。但是目前已能早期發現，早期治療，效果不錯。

　　肝癌常見的高危險族群，包括肝硬化患者、慢性肝炎患者、年齡40歲以上的B型肝炎或C型肝炎慢性帶原者，以及家族中有兩人以上得肝癌者。

　　台灣由於飲食習慣的關係，肝病曾被稱為國病，所以B型肝炎或C型肝炎慢性帶原者特別多，因此肝癌的罹患率和死亡率特別高，預防和保健之道更顯重要。

臨床症狀

　　肝臟漸行性腫大，有壓痛，質地堅硬，表面有結節隆起。患者形體消瘦、無力、貧血。晚期可能出現黃疸、腹水及消化道出血等。

飲食原則

　　宜吃清淡蔬菜。忌脂肪、高蛋白、辛辣、堅硬食物，戒菸酒。避免食用易被黃麴毒素污染的食物。有腹水者，少用鹽或不用鹽。

養肝去毒
山藥素蝦仁

◎ **材料**

山藥500克，冬菇25克，紅甜椒25克，荸薺100克，胡蘿蔔50克，豌豆仁25克，芹菜末少許，地瓜粉適量。

◎ **調味料**

食鹽1克，薑末10克，花生油適量，素湯（昆布或蔬菜高湯）少許。

◎ **做法**

1. 山藥洗淨，沾些地瓜粉，入鍋蒸熟後，搗成山藥泥，再加入地瓜粉拌勻。
2. 將山藥泥做成蝦仁狀，逐個滾上地瓜粉，炸熟備用。
3. 將冬菇泡軟與胡蘿蔔、荸薺、分別切丁。
4. 另起油鍋，放入所有材料與調味料同炒，炒熟後勾芡，再加入芹菜末拌勻即可

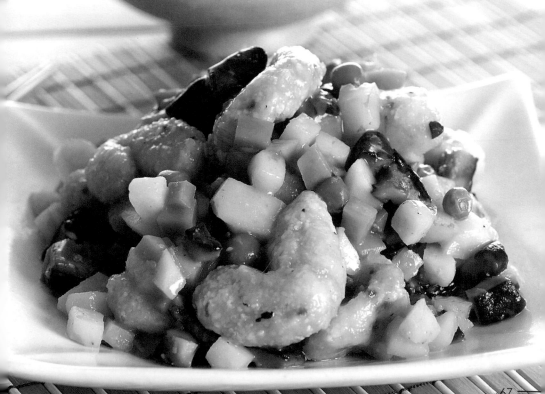

更多解毒排毒方在這裡

1. 刀豆香菇粥

⊙ **材料**
刀豆30克，香菇30克，白米60克。

⊙ **調味料**
蔥、薑末、香油、鹽各適量，胡椒粉少許。

⊙ **做法**
1. 溫水發香菇，泡香菇的水過濾備用。
2. 香油下鍋燒熱，放入刀豆、香菇，煸炒後，再加鹽、蔥、薑、炒拌入味，撒胡椒粉，裝入碗內備用。
3. 白米淘淨，下鍋加水，煮成稀飯後拌入刀豆，再稍煮片刻即可。

⊙ **食用法**
每日一次，連服3~4周。

⊙ **適應症**
輔治肝癌、健脾理氣。

⊙ **注意事項**
刀豆在一般中藥材店都買得到。

2. 藕汁飲

⊙ **材料**
蓮藕500克。

⊙ **做法**
將藕節洗淨，榨汁飲用。

⊙ **適應症**
肝癌

3. 紅燒高麗菜

⊙ **材料**
高麗菜200克，油豆腐150克。

⊙ **調味料**
鹽、冰糖、蒜末、高湯、醬油、麻油各適量。

⊙ **做法**
1. 油豆腐以熱水先沖去油分再切片，高麗菜洗淨切一口狀。
2. 一起倒入鍋內，加入高湯、醬油、麻油、冰糖、鹽、蒜末，用大火煮開後，改小火燜煮。
3. 待湯汁收乾入味後熄火，即可。

Detoxification

4

肺癌

　　肺癌近年來一直是國內十大男性癌症死亡原因的第二名，女性癌症死亡原因曾列榜首，且發生率還有逐年增加的趨勢，發生年齡層還有從40歲往下降的趨勢。

　　肺癌最可怕的地方是早期診斷的不易確定。往往都是患病一段時間後才發現，甚至可能轉移至其他部位而難以治癒。

　　肺癌形成的真正原因到目前為止並不是十分清楚。可能的原因有吸菸、職業、遺傳，以及肺結核、支氣管擴張症、慢性阻塞性肺病、肺纖維化等慢性呼吸道疾病。

　　90％以上是源自支氣管上皮細胞，故另稱為支氣管癌。

臨床症狀

　　早期為乾咳、咯痰，痰中帶血，或大量咯血，後出現胸痛、氣急，晚期見消瘦乏力、低熱等。

飲食原則

　　多吃蔬菜水果，多吃含類胡蘿蔔素，維生素C、E和硒含量高的膳食。忌菸、酒，少吃總脂肪、飽和脂肪和膽固醇含量高的膳食。

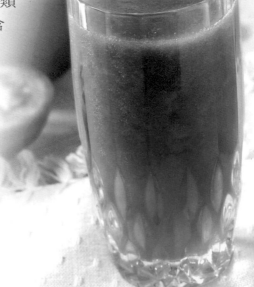

清肺健脾
五仙飲

◎**材料**

梨子、蓮藕、荸薺、蘿蔔、鮮白茅根等各適量。

◎**做法**

1. 將所有食材洗淨後，將梨子、蓮藕、荸薺、蘿蔔放入榨汁機內榨汁。
2. 再將（1）料放入果汁機中，再加入白茅根一同打汁
3. 濾渣後，即可飲用。

◎**食用法**

每次200毫升，每日2次。

◎**注意事項**

1. 鮮白茅根在青草店可購得，打汁時切小段，較易打。
2. 建議食材都不去皮比較好。
3. 同時最好一次喝完，要喝再打。

更多解毒排毒方在這裡

1. 山藥蘿蔔湯

⊙ **材料**
山藥100克，胡蘿蔔50克，薑、芹菜末適量。

⊙ **調味料**
鹽適量。

⊙ **做法**
1.山藥和胡蘿蔔，加薑，一同煮成湯。
2.起鍋前加鹽和芹菜末調味。

2. 百合紅棗飲

⊙ **材料**
百合20克，紅棗20克。

⊙ **調味料**
糖適量。

⊙ **做法**
1.將百合、紅棗一同洗淨，加水煮熟。
2.再加糖調味，即可。

⊙ **注意事項**
最好使用天然有機冰糖調味。

3. 薏仁粥

⊙ **材料**
薏仁100克

⊙ **做法**
直接將薏仁煮粥食用。

4. 蘿蔔粥

⊙ **材料**
白蘿蔔150克，胡蘿蔔60克，白米60克。

⊙ **調味料**
鹽、香油、香菜各適量。

⊙ **做法**
1.白蘿蔔及胡蘿蔔洗淨切絲。
2.與米同入鍋內，加清水上火煮成粥後。
3.加鹽、香油、香菜調味。

⊙ **食用法**
每日分3次服食，連服3~4周。

⊙ **適應症**
輔治肺癌，健脾祛濕、清化痰熱。

5. 杏仁粥

⊙ **材料**
杏仁15克，白米50克

⊙ **做法**
杏仁和白米一同加水煮成粥，即可。

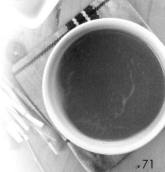

5 *Detoxification*

胃癌

　　胃癌的形成原因，雖然醫界至今仍不十分明瞭，不過，研究顯示，胃癌的發生和幽門螺旋桿菌的感染與飲食習慣可能很有關。尤其可以肯定的是，飲食的習慣與攝取的食物是罹患胃癌與否的重要關鍵。

　　統計顯示，愛吃煙燻及醃漬物者，胃癌的罹患率高很多。因為食物中的硝酸鹽會被腸胃內細菌還原成亞硝酸鹽，再形成強力致癌物——亞硝酸胺，自然容易導致癌症。同時，抽菸、飲酒等不好的生活習慣也是可能致病的原因。

　　另外，家族遺傳、惡性貧血也被認為是高危險因子

　　而值得注意的是，統計顯示，60歲以前罹患胃癌的比率比較高，可能和幽門桿菌的感染有關，這點還待醫界進一步的研究結果證實。

臨床症狀

　　初期胃部不適，消化不良，食慾減退。繼而胃部疼痛無明顯規則性，嘔出咖啡色含有食物的穢物，形體消瘦，面色蒼白，甚至黃疸和腹水。有時劍突下可觸到腫塊。

飲食原則

多吃蔬菜、水果，半流質或流質飲食。忌堅硬、辛辣、菸酒、咖啡、濃茶等刺激物。少吃鹽醃食品、燒烤魚肉。多攝取富含全穀物、類胡蘿蔔素、蔥蒜類及綠茶的膳食，可降低發生胃癌的危險性。

健脾益胃
白朮餅

◎ **材料**
生白朮15克，紅棗（大棗）250克，麵粉500克。

◎ **做法**
1. 將白朮磨成細末，大棗煮熟去核。
2. 兩者一同與麵粉混合，桿成麵餅後，用乾鍋兩面煎黃，再依喜好包捲各種生菜、水果食用。

◎ **適應症**
輔治胃癌便溏，健脾益胃、燥濕利水。

◎ **注意事項**
白朮是一種對腸胃很好的中藥，有炒白朮、生白朮之分。

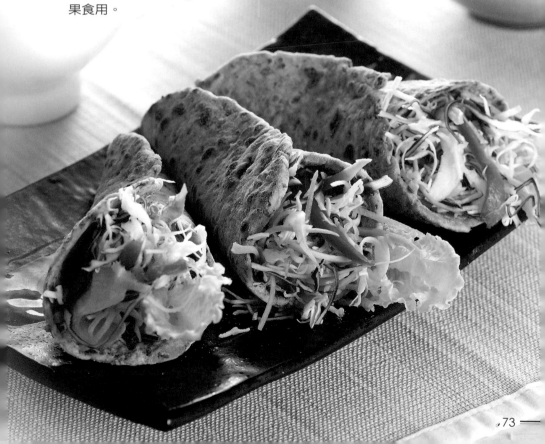

更多解毒排毒方在這裡

1. 生薑甘蔗汁

⊙ **材料**
甘蔗、生薑汁各適量。

⊙ **做法**
1. 取甘蔗壓汁半杯。
2. 加生薑汁1匙和勻，加熱飲用。

⊙ **適應症**
胃癌初期。

2. 橘皮紅棗飲

⊙ **材料**
橘子皮20克，紅棗3枚。

⊙ **做法**
1. 紅棗去核，橘子去皮。
2. 共煎水後，飲服。

⊙ **適應症**
胃癌虛寒嘔吐。

3. 番茄紅棗粥

⊙ **材料**
番茄60克，花生米15~30克，紅棗15~30枚，白米100克。

⊙ **做法**
1. 番茄洗淨切碎。
2. 先將水煮開再加入花生、紅棗和番茄，一起煮熟。
3. 再加入白米煮成粥，即可起鍋。

⊙ **食用法**
每日1~2次，趁熱服食。

⊙ **適應症**
胃癌術後。

⊙ **注意事項**
花生不可泡水，泡過水則煮不軟。

6

口腔癌

　　研究證實，抽菸、喝酒、吃檳榔等三大不良生活習慣都是導致口腔癌的主要誘發原因。更可怕的是，如果菸不離手，嗜酒如命，再加上滿口血紅，那等於就是口腔癌患者的保證當選人了。

　　因為研究顯示，若把不吸菸、不喝酒、不吃檳榔的人罹患口腔癌的機率定為1，則嚼檳榔者的罹癌率為28，嚼檳榔加喝酒為54，吃檳榔加抽菸為89，又吃檳榔又抽菸又喝酒的人罹患口腔癌的倍率將高達123。

臨床症狀

　　口腔癌包括舌癌、唇癌，和牙齦癌等，症狀如下：

　　舌癌初起為粘膜小硬結，逐漸形成明顯腫塊，繼而在中心區出現邊緣隆起的小潰瘍。初時微痛，合併感染時劇痛。

　　唇癌腫塊呈菜花狀，表面壞死潰破，周圍組織有不同程度浸潤。早期疼痛不明顯，合併感染時疼痛顯著。

　　牙齦癌則牙齦會呈現腫塊、潰爛、疼痛。

飲食原則

　　三者飲食原則都是多吃蔬菜水果；
嚴禁抽菸、喝酒、嚼檳榔。

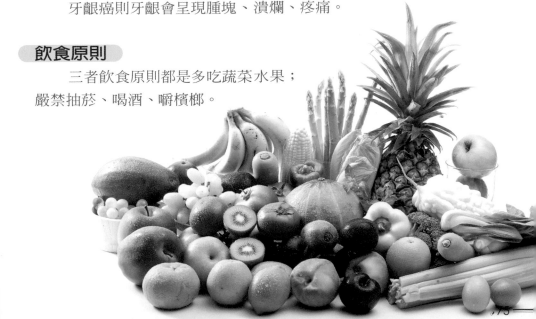

清熱去燥
蘑菇豆腐

◎ **材料**
　鮮蘑菇60克，豆腐250克，薑絲5克，香椿醬5克，芹菜末5克，香菜少許。

◎ **調味料**
　鹽、醬油、糖各適量。

◎ **做法**
1. 將蘑菇洗淨、切碎，豆腐切成小塊。
2. 起油鍋，入薑絲、香椿、芹菜炒香，再放入蘑菇，煸炒片刻。
3. 再加入醬油、鹽和水適量，燜一會，翻炒幾下。
4. 加糖、豆腐共燜2分鐘，即可起鍋撒入香菜。

◎ **適應症**
　牙齦癌、口腔癌手術、放療、化療後。

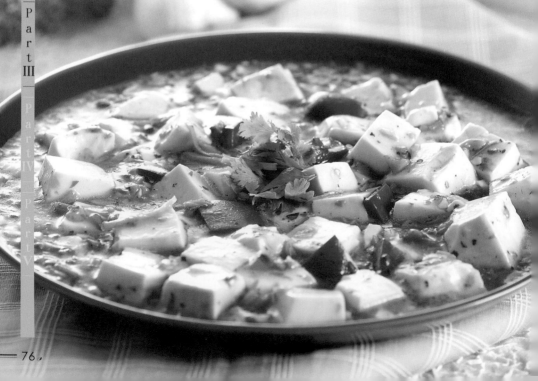

更多解毒排毒方在這裡

1. 苦瓜湯

- ⊙ **材料**
  苦瓜1條。

- ⊙ **調味料**
  鹽、香椿或蔥末少許。

- ⊙ **做法**
  1. 先在鍋內加1750~2000毫升水，煮沸。
  2. 然後放入苦瓜，用小火慢慢燉煮，至苦瓜軟熟，熄火。
  3. 加少許鹽和香椿或蔥末，調勻即可食用。

- ⊙ **適應症**
  舌癌、口腔癌患者煩熱口渴者。

2. 烏梅蜂蜜檸檬汁

- ⊙ **材料**
  烏梅乾10克，蜂蜜適量，檸檬汁少許。

- ⊙ **做法**
  烏梅熬湯，烏梅湯、蜂蜜、涼開水各1/3調勻，加少許檸檬汁製成飲料，即可。

- ⊙ **適應症**
  舌癌、口腔癌各期。

3. 冰糖銀耳

- ⊙ **材料**
  乾銀耳（白木耳）10克先發泡，冰糖50克。

- ⊙ **做法**
  1. 將濕銀耳放在杯中，加清水蒸20分鐘。
  2. 當杯中的水沸騰後，加入冰糖即可食用。

- ⊙ **適應症**
  唇癌、口腔癌放療期間。

- ⊙ **注意事項**
  建議使用有機冰糖。

4. 菱角粥

- ⊙ **材料**
  去殼生菱角30~50克，白米100克。

- ⊙ **做法**
  1. 先將白米加水煮。
  2. 等到米煮至半熟後，加入生菱角及紅糖少許，再續煮至全熟，即可食用。

- ⊙ **適應症**
  唇癌、口腔癌術後。

- ⊙ **注意事項**
  建議使用有機紅糖。

7 *Detoxification*

甲狀腺癌

甲狀腺是位於前頸部的一個內分泌腺體，負責調控人體新陳代謝的速率。雖然資料顯示，甲狀腺癌發生率只佔所有癌症的1％左右，女性較男性發生率多2~3倍。早期發現治癒率極高，預後也良好。

臨床症狀

但是，其初發生的時候通常都沒有症狀，或是只有輕微的病徵。最常見的症狀就可能只是聲音沙啞或頸部疼痛而已，甚至部分病人是完成沒有任何症狀的，這點要特別注意。

檢查的時候，一般會依狀況做甲狀腺功能檢查、超音波檢查，甚至切片檢查了，以便確定診斷。

飲食原則

根據不同病理類型，有不同症狀。分為以下數種：

⊕ 乳頭狀癌：為最常見的甲狀腺癌，約占60％，預後最好。

⊕ 濾泡癌：容易遠端轉移至骨頭及肺部，發生率約30％，早期發現和積極治療，十年存活率可達八成。

⊕ 髓樣癌：約占5％，預後不佳，有20％合併多發性內分泌腺瘤的情形，小心追蹤篩檢。

⊕ 未分化癌：約占5％，預後極差，發生率低，不易診斷以及根治。不過，持續性補充碘可以大大降低此病的發生。

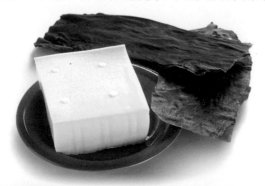

去毒清血
昆布豆腐湯

◎ **材料**

　昆布30克，豆腐150克，鹽、香油、薑絲、芹菜各適量。

◎ **做法**

1. 昆布加水1000毫升煮開，以小火續煮30分鐘後撈起切絲，留湯備用。
2. 將豆腐切成方塊，與昆布一同入湯中煮開，湯滾3分鐘後加鹽和薑絲調味，再熄火。
3. 放入芹菜末和香油即可。

◎ **食用法**

　每日1次。

◎ **適應症**

　輔治甲狀腺腫，軟堅散結，治甲狀腺腫。

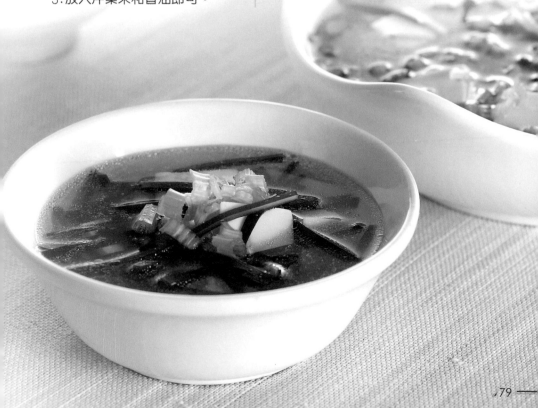

更多解毒排毒方在這裡

1. 茯苓粥

⊙ **材料**
土茯苓20克，白米100克。

⊙ **做法**
土茯苓切片，與白米一同煮成粥食用。

⊙ **適應症**
甲狀腺癌。

2. 黃豆昆布海藻湯

⊙ **材料**
黃豆200克，昆布、海藻各30克。

⊙ **調味料**
鹽適量。

⊙ **做法**
將所有食材加水適量煮湯，加鹽調味，佐餐食用。

⊙ **適應症**
輔治單純性甲狀腺腫、祛痰，增加蛋白質。

3. 昆布白米粥

⊙ **材料**
昆布30~60克，白米100克，水、油、鹽各適量。

⊙ **做法**
1. 將昆布以清水洗去鹹水後，與白米同入鍋內，加水適量煮粥。
2. 待粥熟入油、鹽調味，即可食用。

⊙ **適應症**
甲狀腺癌。

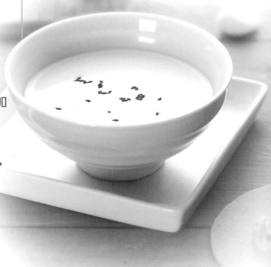

8

鼻咽癌

鼻咽癌的病因雖然仍未明瞭，不過可能有以下原因：

⊛ 種族、遺傳：這是目前病因中唯一最肯定的因素。

　　1.種族：中國南方人好發。研究顯示，即使遷移海外，長
　　　　　　江以南的南方人罹病率亦比白人多20倍。

　　2.遺傳：組織相容性抗原（HLA）。位於人體第6對染色體
　　　　　　上的一組基因群，像有A2-BW46組合者罹病率是
　　　　　　3.4倍，AW19-B17是2.2倍。

　　3.家庭病史：家族中有人得鼻咽癌，則鼻咽癌罹患率是常
　　　　　　　　人的6~10倍；直系血親有人得鼻咽癌，則鼻咽癌
　　　　　　　　罹患率鼻咽癌更是驚人的60~100倍。

⊛ EB病毒：鼻咽癌病人血清中EB病毒抗體指數都很高，因此
　認為鼻咽癌和EB病毒有某種關係。

⊛ 吸菸、喝酒、嚼檳榔：長期刺激鼻咽表皮可能易致癌。

⊛ 鼻竇炎病史：有鼻竇炎病史者得鼻咽癌是常人的5.3倍，
　可能是細菌感染，長期刺激鼻咽表皮所致。故有鼻竇炎者
　應儘速治療。

臨床症狀

口中吐出帶血鼻涕，血量不多是早期症狀之一。耳鳴、聽力
減退、耳內閉塞感。頭痛、鼻塞、面麻等。

飲食原則

多吃蔬菜、水果；不吃鹹魚，不抽菸。

舒氣清心
蜂蜜杏仁綠茶

◎ **材料**

　　綠茶1~2克，甜杏仁5~9克，蜂蜜25克。

◎ **做法**

　1.甜杏仁以200毫升水煎，煮沸片刻。
　2.加入綠茶、蜂蜜。
　3.再煮數分鐘後，即可飲用。

◎ **食用法**

　　每日1劑，分2次服用。

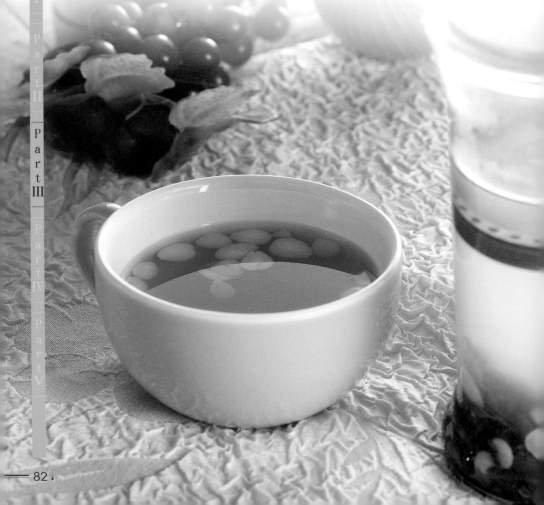

更多解毒排毒方在這裡

1. 羅漢橄欖飲

⊙ **材料**
橄欖30克，羅漢果1個。

⊙ **做法**
橄欖、羅漢果混合後，置於清水中煮沸，即可飲用。

⊙ **適應症**
鼻咽癌放療後。

2. 荸薺白米粥

⊙ **材料**
鮮荸薺100克，白米100克。

⊙ **做法**
1. 荸薺去皮洗淨、切開。
2. 與白米一同加水適量，煮成稀粥，即可服食。

3. 薏仁蓮子粥

⊙ **材料**
薏仁100克，蓮子30枚，白米100克，糖適量。

⊙ **做法**
1. 薏仁、白米淘淨。一同加適量的水煮沸，再加蓮子以慢火煮爛。
2. 蓮子熟透後，加入糖調味，即可食用。

⊙ **注意事項**
乾蓮子勿泡水，泡過水後不易煮軟。

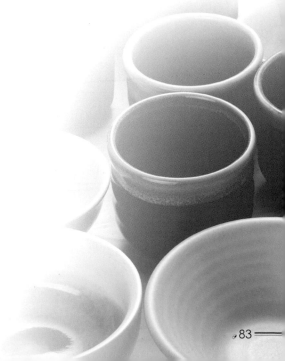

9 Detoxification

大腸癌

　　大腸癌真正的致病原因仍然不明，但是研究顯示，與以下幾個原因有很密切關聯：

- 家族遺傳：有大腸癌家族史、家族性大腸息肉症，以及罹患大腸息肉的患者，都是大腸癌的高危險群。
- 飲食習慣：一般認為，高脂肪和低纖維飲食的人較容易罹患大腸癌；抽菸及喝酒也會增加罹患大腸癌的機會。
- 腺癌患者：研究發現，甲狀腺癌、乳癌、胃癌、卵巢癌等腺癌患者，因為腺癌細胞與大腸癌類似，故約有15％的人會合併大腸直腸癌，應該多注意。
- 結腸疾病患者：潰瘍性大腸炎及克隆氏腸炎等結腸疾病患者，也容易得到大腸癌。

臨床症狀

　　大腸癌的腫瘤表面與糞便磨擦可引起便血；腫瘤部位因腸蠕動加強，可發生腹痛；病灶位於直腸可見大便變形；甚至出現部分或完全腸梗阻。

　　大腸癌由於腫瘤本身可分泌粘液，當腫瘤繼發炎症後，可使糞便中粘液增加及腹痛；嚴重時有腫瘤轉移；晚期腫瘤引起體重下降、腫瘤熱、腹水、水腫等。

飲食原則

　　多吃蔬果，少吃紅肉及加工肉製品。多吃澱粉、纖維及類胡蘿蔔素，少吃糖、脂肪和蛋。

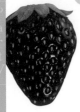

清腸排毒
番薯白米粥

◎ **材料**

番薯250克，白米200克，水1800毫升，黃冰糖適量。

◎ **做法**

1. 將番薯洗淨切成小塊。
2. 與白米同入鍋內，加水適量煮粥。
3. 最後加糖調味，即可食用。

◎ **食用法**

每天早、晚各1次，溫熱食用。

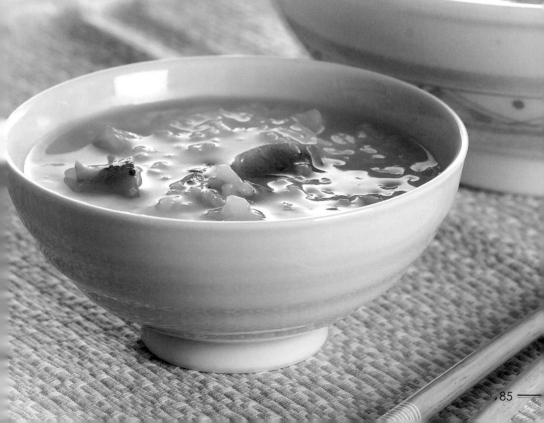

更多解毒排毒方在這裡

1. 海帶豆乾絲

⊙ **材料**
泡過水的海帶250克，豆乾絲100克。

⊙ **調味料**
醬油、鹽、糖、香油、薑末適量。

⊙ **做法**
1. 將海帶洗淨，用開水燙過，撈起切成細絲。
2. 把豆乾絲、海帶絲及醬油、鹽、糖、香油、薑末等一起調勻即可。

2. 二烏蜜茶

⊙ **材料**
烏龍茶葉6克，烏梅12克，蜂蜜適量。

⊙ **做法**
1. 將茶葉、烏梅一同加水煮成茶湯。
2. 再加入適量蜂蜜飲用。

⊙ **食用法**
每日1劑，分2次服。長期飲服。

3. 蜂蜜蘋果

⊙ **材料**
鮮蘋果500克，蜂蜜200克。

⊙ **做法**
1. 將蘋果洗淨，去果柄和果核。
2. 放入鍋內，加水適量，煎煮至七八分熟爛。
3. 當水快收乾時加入蜂蜜，再以小火煎煮熟透。
4. 收汁放冷後，放入瓶罐中儲存備用。

⊙ **食用法**
每日飯前或飯後各服1次。須常食用。

⊙ **注意事項**
慢性病人或脾胃虛寒者，宜燒熱後食用。

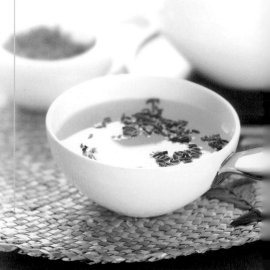

10

小腸癌

　　小腸癌主要有腺癌、肉瘤、類腺癌等。

　　和其他腸胃道的惡性腫瘤相比，小腸癌好發率較低。但是由於每個人臨床症狀差異性很大，患者和醫師常以腹痛、輕度貧血等症狀視之，導致誤診情形的出現，更甚者會造成痛失手術治療的良機。

　　統計顯示，早期小腸癌（含肉瘤）的誤診率高達八成。所以大家要清楚掌握自己的健康狀況，提高警覺性，才能減低類似情況發生的機率。

　　開刀後的小腸腺癌患者，五年存活率為20％，小腸平滑肌肉瘤五年存活率為50％。所以，要注意飲食和定期複診追蹤檢查，才能降低腸沾黏或腸阻塞出現的機會，以免復發。

臨床症狀

　　小腸癌則常表現出腹痛、腸道出血、貧血、腸梗阻、消化道症狀、發熱、消瘦和體重減輕等一種或數種症狀。

飲食原則

　　多吃蔬果、細軟、易消化的飲食。
忌食辛辣及堅硬食物。

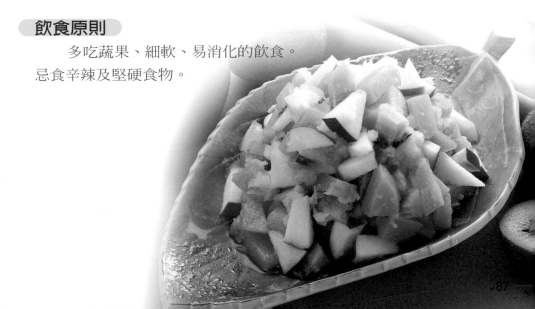

清火涼血
生地粥

◎ **材料**
生地30克，糯米50克，水800毫升，蜂蜜適量。

◎ **做法**
1. 生地加水，與糯米同煮成粥。
2. 再加入蜂蜜即可。

◎ **食用法**
晨起或臨睡前均可食用。

◎ **適應症**
小腸癌便血者。

◎ **注意事項**
地黃是一種常見的中藥材，分為生地黃（生地）和熟地黃（熟地）。

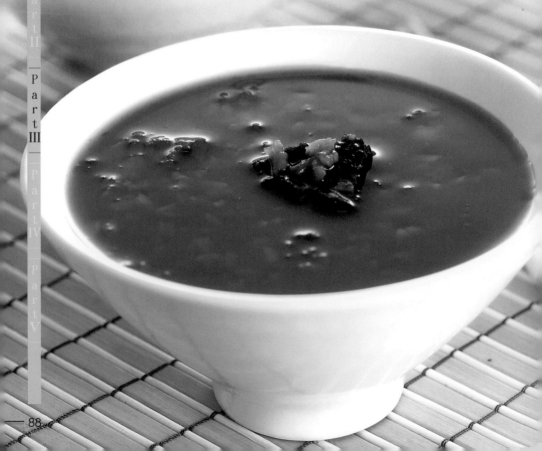

更多解毒排毒方在這裡

1. 黃耆白米粥

⊙ **材料**
黃耆30克，白米50克。

⊙ **做法**
1. 黃耆用水煎成湯，去渣取汁。
2. 用藥汁加白米煮成粥，即可。

⊙ **食用法**
每日晨起空腹食用。

⊙ **適應症**
小腸癌脾虛便血者。

2. 白豆淮山粥

⊙ **材料**
白扁豆30克，淮山藥30克，雞內金10克，白米100克。

⊙ **做法**
將所有的食材一同加水適量，煮熬成粥。

⊙ **食用法**
當作早餐食用。

⊙ **適應症**
小腸癌脾虛食滯者。

3. 蓮葉蓮藕汁

⊙ **材料**
鮮荷葉1張，蓮藕15克。

⊙ **做法**
1. 荷葉洗淨切絲，與蓮藕同煮。
2. 去渣取汁，頻頻飲用。

⊙ **適應症**
小腸癌便血者。

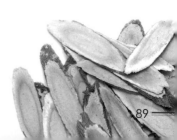

11 Detoxification

食道癌

統計顯示，男性食道癌的罹患率為女性的3倍，所以要特別小心。而食道癌發生的原因，醫界目前雖仍無定論，但確定和以下幾項綜合因素有關：

- 環境因素：亞硝基胺是非常容易導致食道癌的物質，食物及飲水中必須要注意其含量。蛋白質、維生素的供給量不足或缺乏，及某些礦物質的稀少，都被視為食道癌的誘因。高粱、玉米，及茶葉中的丹寧酸，也被列為與食道癌有關的物質。中國大陸研究還發現，食用發霉的食物也可能產生食道癌。

- 個人因素：熱食、速食、飲酒、抽菸，及口腔衛生不良的人，罹患食道癌機率高於常人非常多倍。統計顯示，抽菸加上喝啤酒，發生食道癌的比率為僅抽菸者的10倍；若抽菸加上喝威士忌，則發生率是25倍。

- 其他食道疾患：食道化學灼傷、食道失弛症、賁門迴流症等，都很可能演變為食道癌。

臨床症狀

食道癌初期吞嚥困難的情形是逐漸增加的，食入即吐，最後連飲食都困難。還會有形體消瘦的情形。

飲食原則

多吃蔬菜、水果，半流質或流質飲食。忌堅硬、煎炒、辛辣、菸酒、咖啡、濃茶等刺激物。

補氣健身
杞子白米粥

◎ **材料**

　枸杞子20~30克，白米60克，水600毫升，黑糖20克。

◎ **做法**

1. 枸杞子與白米一同加水適量，煮成粥。
2. 待粥熟後，加入黑糖調味，即可食用。

◎ **食用法**

　每日早、晚餐空腹溫熱服食，可長期服之。

◎ **適應症**

　食道癌術後及放、化療期間。

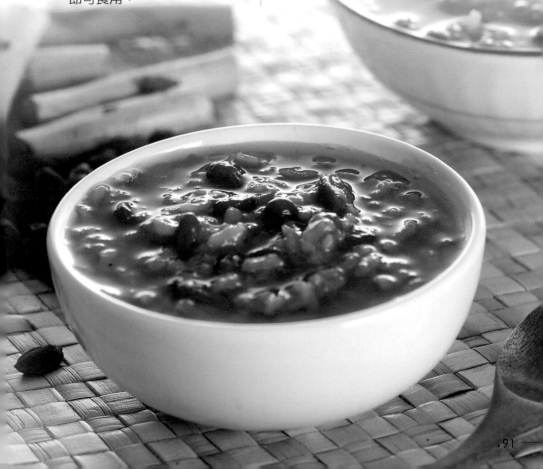

更多解毒排毒方在這裡

1. 保健五汁飲

⊙ **材料**
梨、藕、荸薺、甘蔗汁、牛奶各適量。

⊙ **做法**
將梨、藕、荸薺分別洗淨,榨汁後加入甘蔗汁、牛奶和勻,即可飲用

⊙ **食用法**
每次服150毫升,每日2~3次。

2. 熟荸薺

⊙ **材料**
荸薺10個。

⊙ **做法**
荸薺帶皮放鍋內煮熟,每日服食。

3. 靈芝蜜棗汁

⊙ **材料**
靈芝15~20克,紅棗50克,蜂蜜5克。

⊙ **做法**
靈芝、紅棗一同加水煎煮成茶後加入蜂蜜,即可飲用。

⊙ **適應症**
食道癌放、化療後白血球下降。

⊙ **注意事項**
蜂蜜建議使用天然蜂蜜。

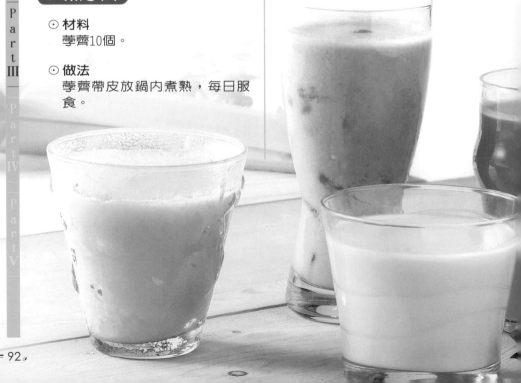

12

化、放療及癌症術後

飲食原則

感染是癌症化療、放療患者常見的併發症和死亡原因。尤其，惡性腫瘤本身及使用抗腫瘤藥物引起的免疫功能缺陷，最易招致感染。

因此，接受化療或放療的患者，在調整營養素平衡的同時，補充抗氧化營養素，可減少白血球降低、脫髮、惡心、嘔吐等化療或放療的毒副反應。同時，β-胡蘿蔔素及鋅、硒等，均有抑制癌基因的表現，和提高人體免疫功能的作用。因此，化療或放療患者的營養輔助治療是十分必要的。

而癌症術後情況也是一樣，由於和癌細胞奮戰的結果，人體會處於體力消耗、營養不良與營養失衡的狀態，所以營養輔助治療絕對不能少，也才能藉此讓身體恢復元氣，才有本錢為自己的健康繼續奮鬥下去。

總之，人體處於低營養狀態時，參與吞噬作用的有關酶會缺乏，導致吞噬功能喪失，吞噬細胞數量就會減少，吞噬細胞活性及殺菌活性降低，殺敵能力自然下降，免疫就會功能下降。而利用排毒餐持續補充營養，是最好也最直接增強免疫力的方式。

清熱解毒
苦瓜豆腐湯

◎ **材料**
苦瓜150克，豆腐200克，胡蘿蔔片15克，昆布高湯800毫升，芹菜末少許。

◎ **調味料**
鹽、地瓜粉適量。

◎ **做法**
1. 高湯中加入豆腐塊、苦瓜和胡蘿蔔片，煮至苦瓜熟軟。
2. 用鹽調味，勾薄芡，加入芹菜末，即可。

◎ **適應症**
輔治癌症術後、清熱解毒，免疫抗癌。

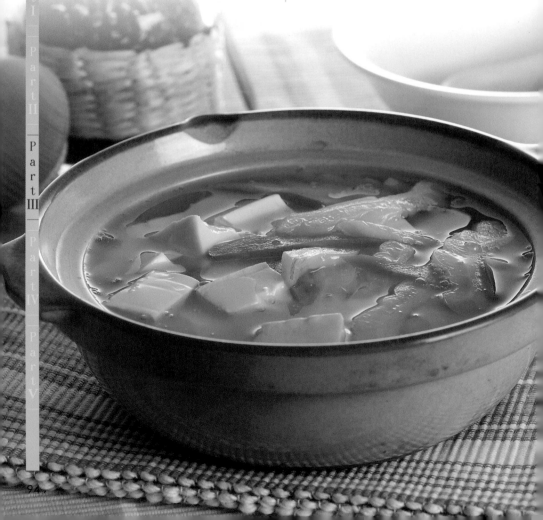

更多解毒排毒方在這裡

1. 素炒草菇

- ⊙ **材料**
  鮮草菇500克，青菜心50克。

- ⊙ **調味料**
  鹽、蔥適量。

- ⊙ **做法**
  1. 草菇和青菜心一同炒熟。
  2. 起鍋時加入鹽、蔥調味即可。

- ⊙ **適應症**
  輔治癌症、手術後傷口癒合。

- ⊙ **注意事項**
  市售各類青菜的菜心皆適用本道食譜。

2. 金針蜂蜜飲

- ⊙ **材料**
  乾金針花30克，蜂蜜或冰糖適量。

- ⊙ **做法**
  1. 金針花煮爛。
  2. 加蜂蜜或冰糖適量即可。

- ⊙ **食用法**
  於睡前1小時服用。

- ⊙ **適應症**
  輔治癌病夜寐不寧，養心安神。

3. 香菇冬瓜湯

- ⊙ **材料**
  香菇15克，冬瓜300克。

- ⊙ **調味料**
  鹽、薑絲少許。

- ⊙ **做法**
  1. 香菇撕成片，冬瓜切小塊。
  2. 共入鍋內加水煮湯。
  3. 放鹽、薑絲少許，調味食用。

- ⊙ **適應症**
  補脾益氣，降脂防癌。

4. 蘆薈蘋果酒

- ⊙ **材料**
  蘆薈葉1片，蘋果1個，白酒（3~5度）60毫升。

- ⊙ **做法**
  1. 將蘆薈葉、蘋果切成薄片。
  2. 一同用白酒浸泡3~5天後，即可飲用。

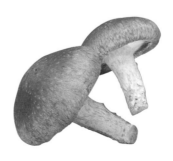

九大抗癌超級食物

下表提供各方已研究出對抗癌卓有成效的9種超級食物，給大家參考。

抗癌食物成分、功效表

牛蒡子 牛蒡子（牛蒡的果實）含牛蒡式、脂肪油，從種子分離得阿拉伯酚A、B。另含維生素A、配醣體。牛蒡子對人子宮頸癌細胞株JTC-26，體外篩選有抑制作用，效果可達90％以上。

薺菜 薺菜含膽鹼、乙醯膽鹼、草酸、蘋果酸、延胡索酸、多種氨基酸、乳糖、山梨醇及甘露醇等。薺菜對動物移植瘤及動物誘發瘤有較好的抑制作用。

木瓜 木瓜含皂式、蘋果酸、檸檬酸、黃酮類、維生素C、鞣質。種子含氫氰酸。木瓜結晶水溶液對小鼠艾氏腹水癌有較高的抑制率，對肉瘤S-180抑制率為30％以上，有效成分為有機酸。

蘆筍 蘆筍所含特殊豐富的組織蛋白、維生素、葉酸、核酸及硒有抗癌作用，所含天冬醯胺酶可有效控制腫瘤細胞生長。

竹筍 竹筍中含多醣，對小鼠艾氏腹水癌和肉瘤-180，有一定的抑制作用。竹筍中所含大量的胡蘿蔔素、維生素、微量元素等抗癌物質，具有一定的抗癌功效；筍乾的丙酮提取物具有抑制細胞突變的作用。

山楂 山楂果實含山楂酸、酒石酸、枸櫞酸、黃酮類、內脂、式類、解脂酶及醣類。在胃液PH條件下，山楂提取液能消除合成亞硝胺的前驅物質，即能阻斷亞硝胺合成；山楂的丙酮提取液對黃麴毒素B1致變作用有顯著抑制作用；山楂種仁水煎液對JTC-26體外實驗抑制率達50~70％。

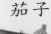

乾薑 乾薑，辛熱燥烈，易散氣走血，故陰虛有熱不宜用；孕婦亦當慎服。主含辛辣成分薑辣醇類和薑油。薑油主要成分為薑酮。乾薑中含有多種莰烯、薑醇、龍腦等，對癌細胞生長有一定抑制作用。

茄子 茄子果實含胡蘆巴結、水蘇膽、膽鹼、龍葵鹼等多種生物鹼。種子含龍葵鹼最高，為1.2~1.5％。果皮含色素茄色式，紫蘇式等。茄根含反式阿魏醯基酪胺、反式—N—對香豆醯基酪胺等。根皮含薯蕷皂式元。茄葉含茄鹼0.002~0.003％。動物試驗証明，茄子能抑制消化系統腫瘤增殖。龍葵鹼能小鼠H22腹水型癌細胞抑制率為87.4％，具高效抗癌作用。

大棗 大棗果實含糖、蛋白質、維生素B2、C，胡蘿蔔素、鈣、磷、鐵、C'AMP、C'GMP，多種氨基酸和少量蘋果酸、樹脂等，還含多種酶類。大棗含豐富的C'AMP和C'GMP，腫瘤細胞中C'AMP含量較低。如給腫瘤細胞掺入C'AMP，大棗能使一些敏感的正在惡性發展的癌細胞停止生長，甚至還能使它們轉為正常細胞。

Part IV.

排毒餐：疾病篇

根據各項研究顯示，高血壓、冠心病、糖尿病，
乃至急慢性肝炎等疾病的發生和發展，
都與一些共同的膳食和營養素有關，
失衡的結果就是抗毒力的下降，導致疾病的發生。

因此，
本篇詳列13種一般常見急慢性疾病的排毒餐，
給大家參考食用。

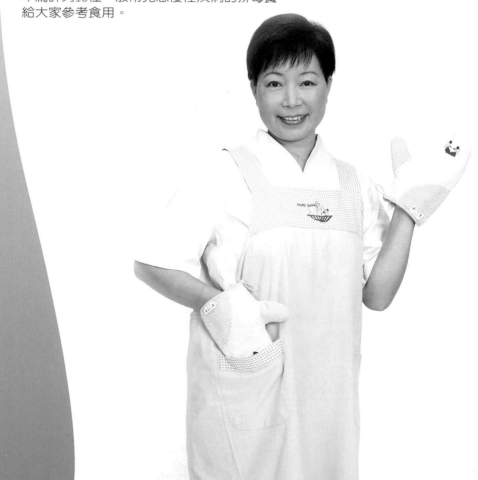

氣喘

1 *Detoxification*

誘發和導致氣喘發作的因素很多，大概包含以下幾項：

- 過敏原：花粉、黴菌、塵璊、動物的皮毛屑及排泄物或分泌物、唾液。

- 感染：不論是病毒，細菌或黴菌的呼吸道感染，都可引起呼吸道發炎而誘發過敏反應。如咳嗽、感冒（濾過性病毒）、喉痛、支氣管炎、心竇炎等都是。

- 氣候劇烈變化：溫度、濕度、風速和氣壓的變化，都可能導致身體不適，形成氣喘。

- 藥物和化學物質：交感神經阻斷劑、阿斯匹靈。人造香料（食用色素）、防腐劑如亞硫酸鹽。

- 運動：運動也可能誘發氣喘，尤其是較激烈的運動，或是在乾冷環境下所從事的運動。

- 情緒因素：過度激動、緊張、大哭、大笑等，都會改變呼吸方式，引起氣喘。

- 吸入不良氣體：漆油漆、噴香水、噴霧劑、痱子粉、除臭劑或抽菸等。

分類

氣喘一般分為外源性（過敏性）和內源性（非過敏性）兩種類型。此外，尚有某些特殊原因所誘發的氣喘，如阿司匹林氣喘、運動性氣喘、職業性氣喘等。

氣喘中醫按其症狀分為冷喘、熱喘、虛喘等類型。

飲食原則

宜清淡素食及新鮮瓜果蔬菜類食物，忌海鮮魚蝦等易致過敏食物及生冷食物。

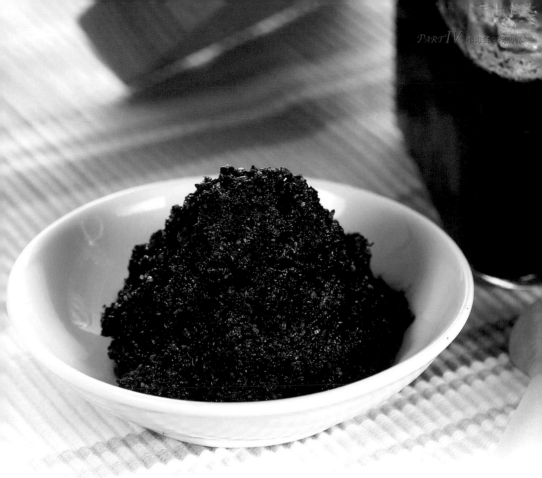

清肺溫中
芝麻蜜

◎ **材料**

鮮生薑200克，黑芝麻250克，蜂蜜、冰糖各50~100克，水50毫升。

◎ **做法**

1. 生薑洗淨去皮，磨泥擠汁備用。
2. 蜂蜜、冰糖和水放一起蒸熟。
3. 黑芝麻炒熟，放冷後磨碎。
4. 所有材料拌勻，放入磁罐儲存。

◎ **食用法**

每日早晚各服10克，連續服完。

◎ **注意事項**

1. 冰糖蒸溶於蜜中，就算蒸熟。
2. 建議使用有機冰糖。

更多解毒排毒方在這裡

1、陳皮薑蔥茶

⊙ **材料**
陳皮10克，生薑10克，連鬚蔥白3根。

⊙ **做法**
所有食材洗淨切絲，一同泡茶熱飲。

⊙ **食用法**
每日數次，每日1劑，連服5天。

2、橘紅杏仁粥

⊙ **材料**
橘皮（或橘肉）5克，杏仁15克，白米50克，冰糖5克。

⊙ **做法**
橘皮（或橘肉）洗淨，杏仁去皮打碎，與白米一同煮成粥，再加入冰糖調味，趁熱服下。

⊙ **食用法**
分2次服用。連服7天。

⊙ **適應症**
冷喘（胸悶似憋，呼吸急促，喉中有痰鳴聲，咳痰稀薄色白，怕冷，冬季或受涼易發），此方用於痰多者。

3、白果山藥粥

⊙ **材料**
白果15粒，山藥150克，白米50克。

⊙ **做法**
白果去殼、皮，和山藥、白米一同煮粥，食用。

⊙ **食用法**
1日內分次服完。每日1劑，連服10~30天。

⊙ **適應症**
虛喘（老年體弱、久病者，反覆發作，持續氣喘，咳痰無力，氣喘心慌，口唇及指甲可能出現紫紺）。

2
糖尿病

　　糖尿病是一種因爲體內胰臟不能製造足夠的胰島素，導致葡萄糖無法充分進入細胞內，血糖濃度升高，形成代謝異常的慢性病。控制不好，很容易發生其他病變。

　　而根據研究證實，糖尿病的發生與遺傳體質有相當程度的關連，而肥胖、情緒壓力、懷孕、藥物、營養失調，也都會促使糖尿病發生。

　　以下三種人，是罹患糖尿病的高危險族群：

- ❀ 家族遺傳：研究指出，糖尿病患者的家屬罹患糖尿病的機會比一般人高出5倍以上。
- ❀ 中、老年人：統計顯示，40歲以後，100人中約有10人會罹患糖尿病，因此步入中年後應特別留意。
- ❀ 體型肥胖者：統計顯示，糖尿病的初發病例中約有60％是肥胖的人。

臨床症狀

　　血糖過高及糖尿病的出現，病徵表現多飲、多食、多尿和消瘦、疲乏爲主。當糖代謝雜亂嚴重時，蛋白質、脂肪、電解質、水等代謝均相繼紊亂，可引起嚴重失水、酮症酸中毒、循環衰竭和昏迷，以致死亡。

飲食原則

　　將飲食中所含有的碳水化合物、脂肪、蛋白質三大熱源營養素調配合理，才容易控制好血糖，使藥物治療發揮其應有的作用。

利尿清毒
煮南瓜

◎ **材料**

南瓜500克，黑芝麻、鹽適量。

◎ **做法**

1. 南瓜連皮切塊蒸熟。
2. 加入鹽調味，再撒上黑芝麻即可食用。

◎ **適應症**

糖尿病、腎功能不全。

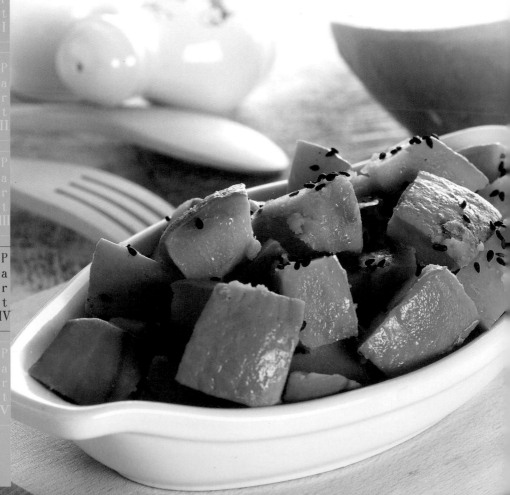

更多解毒排毒方在這裡

1. 蕎麥粥

⊙ **材料**
蕎麥50克。

⊙ **做法**
蕎麥加水煮成粥，即可食用。

⊙ **食用法**
早晚各服1次。

2. 芹菜飲

⊙ **材料**
芹菜500克。

⊙ **做法**
芹菜搗爛擠汁，每日分2次服完。

3. 炒苦瓜

⊙ **材料**
苦瓜100克。

⊙ **做法**
苦瓜直接炒熟食用，可經常食用。

⊙ **食用法**
每餐100克，每日2次。

4. 蘿蔔山藥粥

⊙ **材料**
白蘿蔔250克，山藥250克，白米100克。

⊙ **做法**
1. 將山藥洗淨蒸熟去皮切片。
2. 蘿蔔去皮切片，待用。
3. 將白米煮到八分熟後，加入山藥、蘿蔔，共煮成粥。

⊙ **食用法**
代替主食充饑。

3 *Detoxification*

高血壓

當一個人的舒張壓持續超過90mmHg、收縮壓超過130mmHg，而且經過多次正確的測量（在不同時間至少測量三次）都沒有改變，則我們稱之為高血壓。

高血壓可以根據發生的原因分為原發性高血壓、續發性高血壓兩種。原發性高血壓跟遺傳有關，統計顯示，只要到了40歲以後，都會有18～20％的比率有高血壓的症狀，其中大多數是與先天的遺傳有關。

續發性高血壓的發生皆與激素分泌或腎功能改變有關。若特別年輕或是年紀特別大才發生高血壓，則可能是續發性高血壓，以此可做為分辨的依據。

有一些因子，會使我們的血壓昇高。這包括肥胖、大量酒精攝取、高鹽分攝取、老化、久坐、壓力、低鉀及低鈣攝取等。

臨床症狀

部分患者可能無症狀，往往在體格檢查或其他疾病診斷過程中才被發現。高血壓的早期症狀，一般有頭暈、頭痛、心悸、失眠、緊張煩躁、容易疲乏等，以後症狀的出現取決於受犯器官。其中一部分症狀與動脈粥樣硬化有很大關係，可產生劇烈頭痛，視力模糊，心絞痛，氣急浮腫，夜間多尿或尿少，甚至產生腦血管病變而中風，產生暫時嘔吐，面色青紫，失語，失明，偏癱等。

飲食原則

宜清淡素食，少食動物脂肪及高膽固醇食物，每餐不宜過多、過飽，禁辛辣、菸酒。

清血降壓
竹筍木耳豆腐湯

◎ **材料**
竹筍150克，豆腐150克，鮮黑木耳30克，昆布高湯800毫升。

◎ **調味料**
鹽、麻油、白胡椒粉、明日葉各少許。

◎ **做法**
1. 將黑木耳洗乾淨切塊備用。
2. 先把竹筍去皮切片，加昆布高湯煮熟，再加入豆腐、黑木耳燉煮3~5分鐘。
3. 加入鹽、麻油和切細的明日葉即可食用。

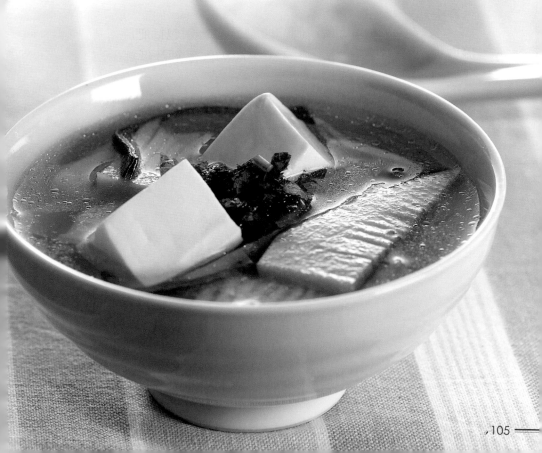

更多解毒排毒方在這裡

1、黑木耳芹菜汁

⊙ **材料**
西洋芹300克、黑木耳30克

⊙ **做法**
西洋芹榨汁後加黑木耳一同打勻。

⊙ **食用法**
早晚空腹服用。

2、生向日葵籽

⊙ **材料**
生向日葵籽1把，鮮山楂10粒

⊙ **做法**
生向日葵籽去殼，加入鮮山楂一起吃。

⊙ **食用法**
每日早晚各服1次，連服10日。

⊙ **注意事項**
向日葵籽就是葵瓜籽。

3、雙耳湯

⊙ **材料**
黑木耳、白木耳各10公克，冰糖30公克。

⊙ **做法**
1.將黑木耳、白木耳用溫水泡發，除去雜質，洗淨。
2.放入碗內，加冰糖及水適量，置鍋中蒸1小時。
3.待木耳熟透時，即可食用。

⊙ **注意事項**
建議使用有機冰糖。

⊙ **適應症**
滋陰潤肺、補腎健腦，適用於腎陰虧虛、血管硬化、高血壓、肺陰虛咳等症。

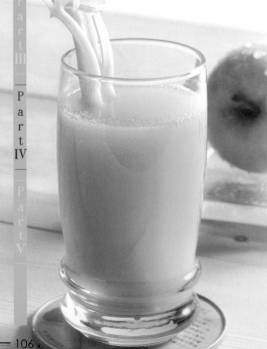

高血脂症

4

Detoxification

　　高血脂症是一種與文明有關的毛病，和高血壓、冠心病、中風及糖尿病有非常密切的關係。

　　造成高血脂症的決定性因素爲過量攝取動物性脂肪（飽和脂肪酸），因爲飽和脂肪酸非常容易被人體所吸收，使膽固醇和三酸甘油酯升高，且人體飽和脂肪酸主要來源是肉類動物性脂肪，魚類除外，魚類的脂肪是非飽和的脂肪，所以飲食控制就相對顯得重要。

　　導致心臟血管疾病的危險因子有幾項，如年齡（男性45歲以上、女性55歲或停經後）、家族遺傳病史（如冠心病、中風等）、抽菸、高血壓、糖尿病及過去心血管疾病的病史等。若伴隨有高血脂症常會使患病機率大增。其中女性在停經前，由於體內有女性荷爾蒙的保護作用，所以罹病率較低。

臨床症狀

　　高血脂症是促使動脈硬化，形成冠心病的主要因素。

　　早期基本無症狀，或有頭昏乏力，常累及腦、冠狀動脈，發生冠狀動脈、腦動脈硬化，引起冠心病、心絞痛；中期胸悶隱痛，心悸，頭昏，怕冷，唇舌暗紫；後期胸悶如塞，心痛，甚至痛及左肩臂，全身乏力，食慾減退，發展嚴重者，會引起腦血管痙攣、腦栓塞、腦溢血等病變，因而危及生命。

飲食原則

　　飲食以植物油、豆類、蛋白質、新鮮蔬菜、水果爲主；忌食動物脂肪及高膽固醇食物，禁食辛辣、咖啡、濃茶刺激物。

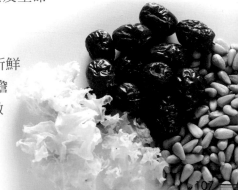

清血去脂
松子銀耳紅棗粥

◎ **材料**

　　松子仁30克，乾銀耳20克，紅棗30個，白米100克，冰糖100克，水2000毫升。

◎ **做法**

　　1. 將銀耳泡開洗淨，加入白米、紅棗煮成粥。
　　2. 最後加入松子仁、適量的冰糖，和勻服用。

◎ **食用法**

　　每日1次，連服數日。

◎ **注意事項**

　　建議使用有機冰糖。

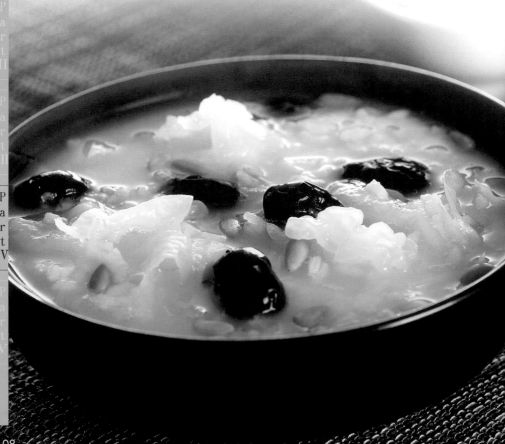

更多解毒排毒方在這裡

1. 蓮子紅棗湯

⊙ **材料**
乾蓮子20克，紅棗30個，白米100克。

⊙ **做法**
1. 將蓮子、紅棗和米洗淨加水煮爛。
2. 再加糖適量食用。

⊙ **食用法**
每日1次，或隔1~2日1次，連服1~2個月。

⊙ **注意事項**
乾蓮子勿泡水，泡過水不易煮軟。

2. 桃仁粥

⊙ **材料**
生桃仁10~15克，白米100克。

⊙ **做法**
桃仁搗成泥狀，加水研汁去渣，與白米一同煮粥即可。

3. 山楂飲

⊙ **材料**
山楂、杭菊各10克，決明子15克。

⊙ **做法**
三樣食材一同加水煎成湯，當茶飲用。

⊙ **食用法**
每日1劑。

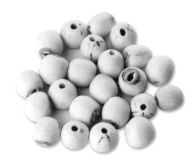

5 *Detoxification*

慢性肝炎

　　肝炎，就是肝臟發炎、壞死的現象。慢性肝炎則是指肝臟組織發炎或壞死持續超過六個月以上，一般可由肝功能指數持續異常測知。

　　由於慢性肝炎患者大多沒有症狀，因此大多數的患者並不自知；而肝細胞持續的發炎壞死，則將造成肝臟組織的破壞，進而導致肝硬化的發生。

　　造成慢性肝炎的原因很多，包括病毒性肝炎（以 B、C 型肝炎為主）、自體免疫性肝炎、藥物性肝炎、酒精性肝炎、脂肪肝或其他代謝性異常引起的肝功能異常等。

臨床症狀

　　有肝區疼痛、噯氣、納差、腹脹、疲倦、乏力等症狀。

飲食原則

　　宜多吃新鮮蔬果，及易於消化食物，少吃動物脂肪類食物及過甜食物。保持營養平衡，避免營養過高，增加肝臟負擔；但如能量不足，加重身體組織蛋白質的消耗，不利於肝細胞的修復和再生。

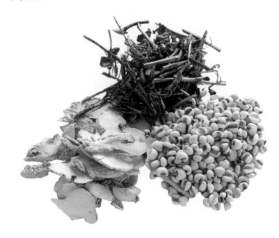

利水解毒
茵陳乾薑薏米粥

◎ **材料**

茵陳30克，乾薑5克、水1500c.c.，薏仁100克，白米50克，紅糖50克。

◎ **做法**

1. 茵陳、乾薑加水1500毫升，煮開後以小火續煮15分鐘，去渣取湯。
2. 前一步驟取得的湯，加入洗淨的薏仁及白米，一同煮成粥後，加入紅糖即可。

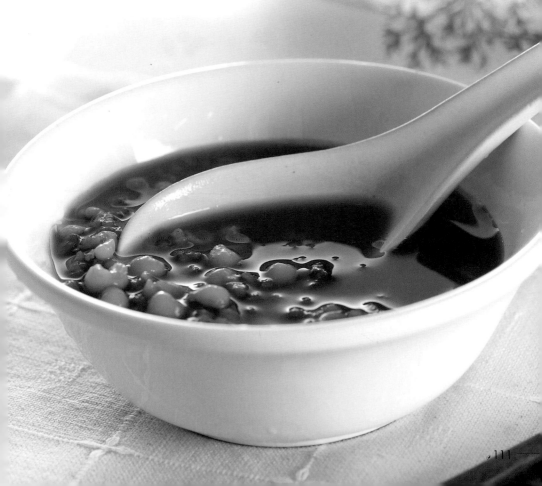

更多解毒排毒方在這裡

1﹒枸杞綠豆湯

⊙ **材料**
枸杞子30克，綠豆50克。

⊙ **做法**
枸杞子及綠豆一同加水煎湯即可。

⊙ **食用法**
湯和料一同飲用，每日1劑，分2~3次服，連服10~20天。

2﹒綠豆薏米粥

⊙ **材料**
綠豆50克，薏仁50克，冰糖20克。

⊙ **做法**
1.薏仁先泡水4小時以上煮至半熟再加入綠豆一同煮成粥。
2.再加入冰糖調勻即可。

⊙ **食用法**
每日1次，需常服。

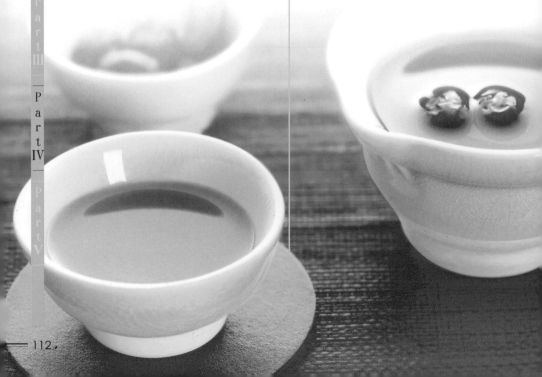

Detoxification

6
急性肝炎

　　急性肝炎是肝炎發生初期的情形，如果沒有治癒，就會形成慢性肝炎。

　　慢性肝炎的成因和個人的免疫力及病毒的類型密切相關，如果個人的免疫力差就容易遭到感染，可惜的是，一般人得知罹患肝炎時，通常都已經屬於患病期超過六個月的慢性肝炎。

　　不過，急性肝炎未必都會演變為慢性肝炎。研究顯示，成年人感染B型肝炎後，會變成慢性肝炎帶原者的只有2％左右；至於Ａ型肝炎則完全不會變成慢性；Ｃ型肝炎變成慢性者可多達80％以上。

　　因此，定期做肝炎檢查、正常作息和注意飲食，是防止罹患急性肝炎最好的方法。

臨床症狀

　　發病初期有惡寒發熱類似感冒症狀，繼之出現惡心嘔吐、食慾減退、厭油、腹脹乏力、肝臟腫大、肝區疼痛、有黃疸或無黃疸。

飲食原則

　　宜進食易消化、低脂肪食物，少量多餐，多吃蔬菜水果，少吃油炸煎烤。

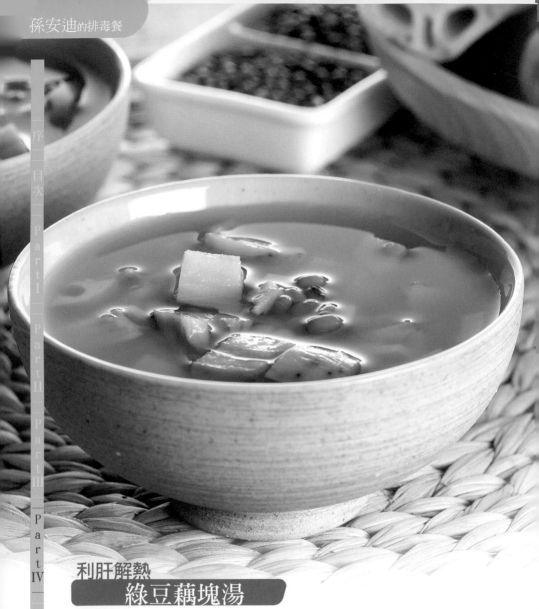

利肝解熱
綠豆藕塊湯

◎ **材料**
綠豆50克，鮮藕250克。

◎ **做法**
鮮藕洗淨切塊與綠豆加水1500
毫升煮熟，即可。

◎ **食用法**
1. 以水代茶飲之。
2. 若消化功能尚可，藕及綠豆
亦可食之。

更多解毒排毒方在這裡

1. 茯苓赤豆薏仁粥

⊙ **材料**
茯苓粉20克，紅豆50克，薏仁100克，紅糖適量。

⊙ **做法**
1. 先將紅豆與薏仁浸泡半天後共煮。
2. 煮爛後，加茯苓粉再略煮。
3. 加紅糖少許，隨意服用。

⊙ **食用法**
每日數次。

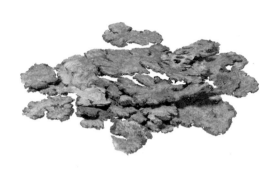

排毒教室──綠豆、蓮藕功效多多

◎ **綠豆**

含有蛋白質、維他命、脂肪、無氮素物、纖維素、灰分，其豐富的維他命Ａ、Ｂ、Ｃ。味甘，性涼。具有清熱解毒、消暑利水的功效。

可以「解熱毒、解一切藥草牛馬金石諸毒」，還可解小兒痘毒、癰疽腫毒，酒毒、菸毒、煤毒，甚至農藥中毒。

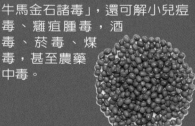

◎ **蓮藕**

含澱粉、鞣質、維生素B、維生素C等。本草綱目記載，藕氣味甘平無毒；生食治霍亂後虛渴，蒸食甚補五臟，實下焦；同蜜食令人腹臟肥，不生諸蟲。

現在一般人所說的蓮藕則單指地下莖先端肥嫩根狀的可食部分，簡稱為藕。食用方法有鮮食、鹽糖醋漬、川燙涼拌、蒸煮、裹粉炸等。

肝硬化

　　肝硬化的定義爲，肝細胞壞死，殘餘肝細胞再生，形成球狀結節，被纖維化結締組織包圍，外觀像苦瓜，硬度增加，血管阻力增加，整體肝細胞減少，肝功能減少。

　　造成肝硬化的原因很多，如酗酒、B型肝炎、C型肝炎、銅沉積、鐵沉積、自體免疫、藥物及慢性心衰竭等，其中以肝炎和酗酒形成的肝硬化爲絕大多數。

　　肝炎、肝硬化和肝癌有連帶關係，一般說來，肝炎在發生之初都會以急性肝炎呈現，如果急性肝炎未能治癒，病人體內無法產生抗體，就會轉變爲慢性肝炎；肝臟經過幾十年慢性肝炎的破壞與折磨，就會演變成肝硬化，最後，每年3~4％的患者會導致肝癌。換言之，除了一些少見的病因外，大多數肝病都是病毒性肝炎演變而成的。

　　所以，已經產生肝硬化的狀況的話，最重要的就是，必須防止繼續演變爲肝癌。如此，而平常的保養就顯得格外的重要了。

臨床症狀

　　慢性肝炎進一步發展，肝臟的質地會變硬，脾臟也腫大，肝功能明顯異常，皮膚出現蜘蛛痣，嚴重者產生腹水。

飲食原則

　　宜食富含營養且易消化的食物，忌辛辣菸酒。伴腹水者應低鹽飲食。高蛋白質飲食可改善患者肝臟功能及營養狀況，對於血漿蛋白過低，伴有水腫、腹水的患者尤其重要。

養肝補血
杞子赤豆紅棗粥

◎材料

紅豆30克，枸杞子20克，紅棗20顆，白米100克，水1000毫升。

◎做法

1. 紅豆洗淨後浸泡4小時以上，加米和水煮至半熟。
2. 再加入枸杞子、紅棗一同煮成粥，即可食用。

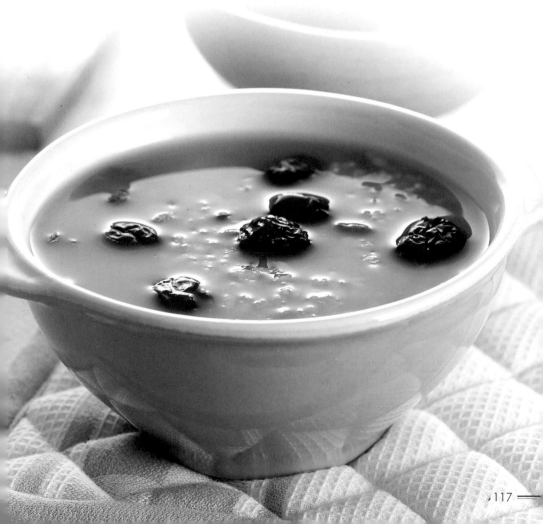

更多解毒排毒方在這裡

1. 茯苓山藥粥

⊙ **材料**
茯苓60克，鮮山藥60克，白米100克。

⊙ **做法**
1. 茯苓、鮮山藥洗淨，先將茯苓加水煮1小時。
2. 撈去茯苓，加入白米煮成粥。
3. 在粥尚未粘稠時，加入山藥同煮至稠狀為止。

⊙ **食用法**
分2次服完。每日1劑，連服1~3個月。

2. 茅根赤豆粥

⊙ **材料**
鮮茅根200克（或乾茅根50克），白米200克

⊙ **做法**
1. 鮮茅根（或乾茅根）洗淨，加水適量，煎煮半小時。
2. 去渣取汁，再與淘淨的白米同煮成粥，即可。

⊙ **食用法**
一日內分頓食用。

3. 鮮藕汁

⊙ **材料**
鮮藕節10根。

⊙ **做法**
鮮藕洗淨，榨汁飲用；亦可用鮮藕節煮湯飲用。

⊙ **適應症**
肝硬化（以鼻、牙齦出血為主患者服用）

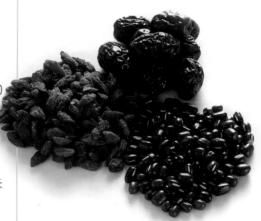

8

膽囊炎和膽石症

　　膽囊炎的成因是因為肝臟分泌的膽汁很適合細菌發展，所以當細菌進入膽囊、膽管時，便會因細菌感染而發炎。

　　而膽囊炎與膽石症是有密切關係的，很多時罹患膽石症的人會容易患上膽囊炎，反之，也有很多人患膽囊炎而發生膽石症。

　　形成膽囊炎的原因有以下三個：

- 膽石：膽石會導致膽汁的流動受阻，這便會使致細菌更易於膽囊繁殖，造成膽囊炎。
- 胃潰瘍：此時，細菌便經血液進入，再運到肝臟，隨著膽汁到達膽管，所以細菌便能入侵膽囊，形成膽囊炎。
- 復發感染：罹患膽囊炎，如果一直不治療，或治療不妥當，原本持續輕微的發炎即會變成慢性膽囊炎；另外，也有明顯急性期，直接就轉為慢性的情形出現。

臨床症狀

　　急性膽囊炎、膽石症多突然發病，右上腹絞痛或劇痛，並向右肩背部放射，惡心嘔吐，伴惡寒發熱、黃疸等症狀。

　　若久延不癒，反覆發作，可轉為慢性膽囊炎、膽石症。而慢性膽囊炎、膽石症，往往因多食油脂、勞累、情緒等而誘發。

飲食原則

　　急性發作期，發作、嘔吐、劇烈疼痛時，應採取禁食、靜脈補充營養、抗炎等治療。緩解期或無症狀時，應採取低脂肪、高蛋白質、高維生素的飲食治療。

清熱解毒
涼拌大頭菜

◎ **材料**

　　大頭菜300克，豆乾絲100克，榨菜絲50克，香菜、枸杞各少許。

◎ **調味料**

　　鹽1小匙、糖1大匙、麻油1大匙、檸檬汁2大匙。

◎ **做法**

　　1.大頭菜去皮切絲，在沸水中略燙過瀝乾。

　　2.加入豆乾絲、榨菜絲、鹽、檸檬汁、糖、麻油、香菜、枸杞等，拌勻食用。

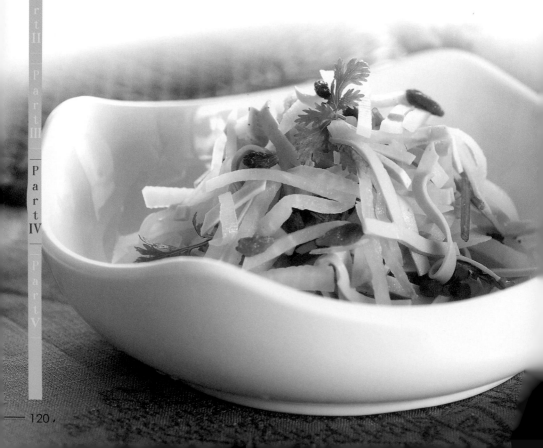

更多解毒排毒方在這裡

1. 三仙粥

⊙ **材料**
山藥50克，蓮子50克，薏仁40克、水適量。

⊙ **做法**
薏仁先泡水4小時以上，再與蓮子加水煮至熟軟後加入山藥，煮熟後加糖調味即可。

⊙ **注意事項**
蓮子勿泡水，泡過水則煮不軟。

2. 蘿蔔香菇湯

⊙ **材料**
蘿蔔200克，乾香菇30克、昆布高湯適量、香菜少許，調味鹽、麻油各少許。

⊙ **做法**
1. 蘿蔔洗淨，切成條狀或塊狀，香菇浸泡洗淨。
2. 蘿蔔、香菇煮湯。
3. 待蘿蔔爛後再加鹽、麻油、香菜適量調味，分數次服用。

3. 三味飲

⊙ **材料**
紅豆50克，綠豆30克，鮮蘆根（蘆葦的新鮮根莖）100克、水適量。

⊙ **做法**
1. 洗淨蘆根加水先煎20分鐘後，去渣留汁備用。
2. 紅豆先泡水4小時之後，加入上一步驟的湯汁，煮至紅豆裂開，再加入綠豆一起煮至綠豆熟即可。

⊙ **注意事項**
鮮蘆根在一般的青草藥店均可買到。

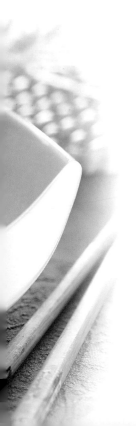

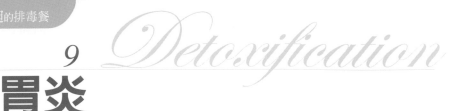

9

胃炎

胃炎，就是胃黏膜發炎或糜爛出血的現象。

胃炎的分類依臨床症狀發生的長短、內視鏡的變化、病理組織的特徵，可分為急性胃炎及慢性胃炎。

急性胃炎發生的原因有不當的食物、酒精、藥物或化學劑、熱傷害、放射線傷害、細菌、濾過性病毒、黴菌等感染等。

慢性胃炎發生的原因是多因性，有可能是外在性因子，包括酒精、菸、咖啡、藥劑、X光線照射、幽門螺旋桿菌等。

臨床症狀

慢性胃炎常出現上腹部不適、飽脹或疼痛，食慾減退、惡心和嘔吐等。萎縮性胃炎除出現上述症狀外，還可能導致體重減輕、貧血、腹瀉、蛋白質熱量營養不良等。但亦有患者無任何臨床症狀。

飲食原則

食物選擇，應選擇清淡、少油、無或極少刺激性、易消化食物。禁用或慎用：肥肉、奶油、油炸/煎食物、辣椒、洋蔥、咖哩、胡椒粉、芥末、濃茶、濃咖啡。對胃酚分泌過多者，禁用濃肉湯。禁菸、禁酒，少量多餐。

急症教室──急性胃炎飲食

〔臨床症狀〕急性發作，上腹部不適或疼痛、腸絞痛、食慾減退、惡心和嘔吐等，甚至出現中毒症狀，如發熱、畏寒、頭痛、脫水、酸中毒、肌肉痙攣和休克等。

〔飲食原則〕腹痛明顯或持續性嘔吐者，應禁食，臥床休息，由靜脈輸液補充水分和電解質。病情較輕者，可採用流食，持續1~3天。
食物選擇為米湯、藕粉、果汁、清湯、蛋湯。每日5~7餐，每餐量200~250毫升，以避免增加胃的負荷和對粘膜的刺激。

〔食療方〕木耳豆漿飴。（請見124頁）

健胃整腸
扁豆大棗粥

◎ **材料**

扁豆50克，紅棗（大棗）20顆，
白米50克，水800毫升。

◎ **做法**

扁豆加紅棗、白米一同洗淨，
加水煮成粥，即可。

◎ **食用法**

1. 一鍋分2次服。
2. 每日1次，連服5日。

◎ **注意事項**

扁豆可在中藥行購得。

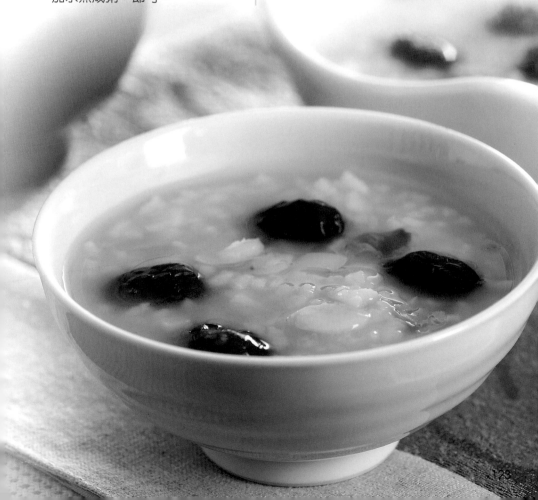

更多解毒排毒方在這裡

1 金橘藕粉羹

⊙ **材料**
藕粉20克，金橘（金桔）餅3枚，糖適量。

⊙ **做法**
先將藕粉用沸水調成糊狀，加入切碎的金橘餅及糖，攪勻食用。

⊙ **食用法**
疼痛期間以此代替飲食。

2 陳皮麥芽粥

⊙ **材料**
生麥芽50克，陳皮10克，白米200克。

⊙ **做法**
1. 生麥芽加水煮熟，取汁去麥芽。
2. 陳皮切碎，用開水泡汁。
3. 取麥芽水及陳皮汁，加入白米成煮粥，即可。

3 健胃五汁飲

⊙ **材料**
梨汁、荸薺汁、鮮蘆根汁、麥冬汁、藕汁各50克。

⊙ **做法**
將五者一同和勻飲用。

⊙ **食用法**
一天20~30毫升即可。

4 木耳豆漿飴

⊙ **材料**
木耳20克，豆漿200毫升，麥芽糖10克。

⊙ **做法**
木耳洗淨，加入豆漿煮熟，再加麥芽糖，熬至粘稠成飴。

⊙ **食用法**
早晚各吃1次，連服5~7天。

10 Detoxification

消化性潰瘍

消化性潰瘍就是胃、十二指腸等黏膜受到胃酸侵蝕而形成表面組織損傷。

臨床症狀

慢性上腹部疼痛一般都是因爲消化性潰瘍所導致的，典型者有規律性、周期性、季節性等特點。

十二指腸潰瘍的疼痛，好發於兩餐之間，持續不減直至下餐進食後或服用制酸藥物後緩解。

胃潰瘍疼痛的發生較不規則，往往在餐後1小時內發生，經過1~2小時後逐漸緩解，直至下餐進食後再重覆上述過程。

飲食原則

減少飲食對胃酸分泌的刺激，使胃和十二指腸得到充分的休息，促進潰瘍面癒合，緩解疼痛等症狀，避免或減少各類併發症。

不同階段的營養供給如下：

⊕ 急性發作出血期：

禁食，採用腸外營養補充適宜的熱量。

⊕ 出血停止期：

冷流食，選擇冷豆漿、冷蛋糕、冷酸奶、冷藕粉等。每2~3小時供予100~150毫升。

⊕ 病情平穩期：

流食。每日6餐，每次200毫升；少渣半流食，每日5餐；少渣軟飯，每日3~4餐。少量進食牛奶可中和胃酸，緩解疼痛。

溫胃暖中
紅糖薑茶

◎ **材料**
　鮮生薑20克，紅糖15克，水300毫升。

◎ **做法**
　生薑洗淨切片加入紅糖，和水同煮，水滾後以小火續煮15分鐘，即可飲用。

◎ **食用法**
　每日1劑，連服2~3日。

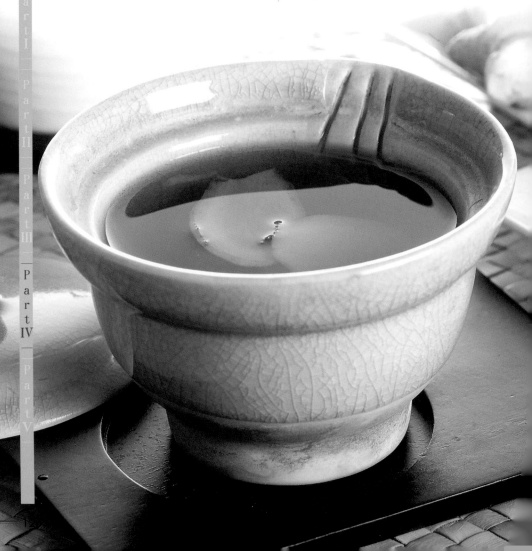

更多解毒排毒方在這裡

1. 山楂桃仁粥

⊙ **材料**
山楂10克，桃仁10克（去皮、尖），白米100克，糖適量

⊙ **做法**
山楂、桃仁加水煮30分鐘，去渣取其水，加入白米一同煮成粥，加糖調勻，食用。

⊙ **食用法**
每日1劑，連服1周。

2. 豆腐木耳湯

⊙ **材料**
豆腐250克，木耳10克

⊙ **做法**
豆腐切小塊，和木耳一同加水煮熟，再加鹽、麻油、香菜調味食用。

3. 椒棗湯

⊙ **材料**
紅棗10枚，白胡椒末2克，紅糖適量

⊙ **做法**
紅棗洗淨煮湯，取湯加白胡椒末及紅糖，攪勻，1次服下。

⊙ **食用法**
每日2次，連服2日。

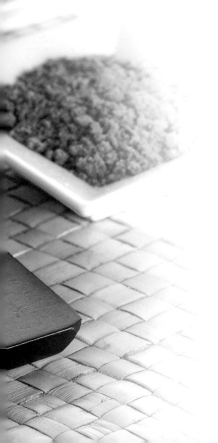

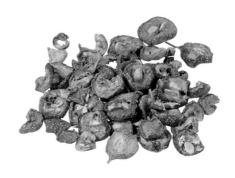

11 *Detoxification*

腸炎

　　如果腸胃道受到病菌的侵犯，造成腸道的發炎，產生立即吐或拉的腸胃症狀，有時會伴隨腹痛或發燒症狀的情形，稱爲急性腸炎，可分成細菌性和病毒性。

　　會引起腸炎多半是細菌藉由污染的食物、飲水等被人食入後，在躲過人體重重防衛關卡（唾液、胃液、腸胃道的淋巴組織及人體本身的免疫系統）後，所產生的症狀。

　　因此，老人、小孩、慢性病患者等免疫力不好者，或衛生環境差與擁擠空間等病菌數量多的地方，或志賀氏捍菌等傳染力強的細菌，都是容易感染腸炎，特別是細菌性腸炎的危險因素。

臨床症狀

　　急性腸炎治療不徹底，或因受涼、飲食不愼反覆發作，急性腸炎會轉成慢性腸炎，腹瀉時發時止，腹部隱隱作痛，疲勞無力，形體消瘦。

飲食原則

　　慢性期宜食營養豐富的低脂肪食物，均以煮透燒爛爲宜；忌食生冷瓜果及多纖維性食物。

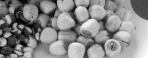

急症教室──急性腸炎飲食法

〔臨床症狀〕腹瀉稀溏或水樣，腹痛、腸鳴，食慾減退，或兼寒熱頭痛、身痛。

〔飲食原則〕宜清淡食物，忌生冷瓜果及高脂肪食物。

〔食療方〕蘿蔔薑茶汁。　（請見130頁）

止瀉固精
蓮芡山藥粥

◎ **材料**

蓮子20克，芡實30克，白米100克，山藥100克，水1000毫升，紅糖適量。

◎ **做法**

1. 蓮子、芡實、白米分別洗淨，加水一起煮至半熟。
2. 放入去皮切塊的山藥，續煮成粥。
3. 加紅糖調勻，分次食用。

◎ **食用法**

每日1劑，連服10日。

◎ **注意事項**

蓮子勿泡水，泡過水則煮不軟。

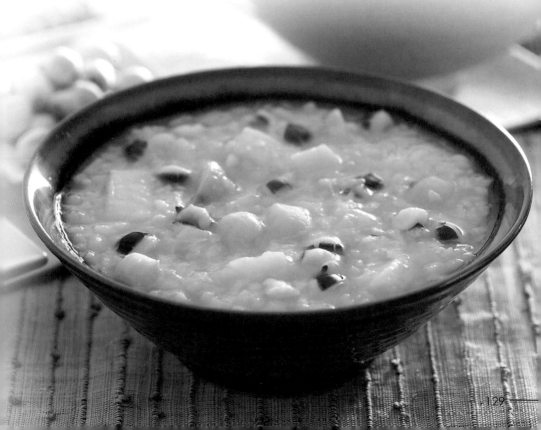

更多解毒排毒方在這裡

1 扁豆山藥粥

⊙ **材料**
扁豆20克，山藥100克，白米100克。

⊙ **做法**
1. 扁豆洗淨，加水煮至半爛。
2. 放入山藥（洗淨去皮）及白米，同煮成粥，食用。

⊙ **食用法**
每日1劑，連服10日。

⊙ **注意事項**
扁豆可在中藥行購買。

2 香菇山藥粥

⊙ **材料**
香菇30克，山藥200克，白米100克、水適量，鹽、芹菜各少許。

⊙ **做法**
1. 所有的食材洗淨，一同加水煮成粥。
2. 加入適量食鹽和芹菜末調味，分次食用。

⊙ **食用法**
每日1劑，連服10日。

3 蘿蔔薑茶汁

⊙ **材料**
白蘿蔔200克，生薑30克、茶葉5克。

⊙ **做法**
1. 白蘿蔔和生薑磨成泥後擠汁備用。
2. 茶葉5克，泡濃茶去茶渣後加入蘿蔔生薑汁，和勻，分次趁熱服用。

⊙ **食用法**
每日1~2劑，連服3日。

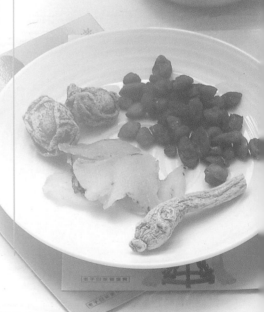

12 Detoxification

腎炎

急性腎炎是兩側腎臟的腎小球發炎的急性症狀，所以又叫做腎小球腎炎，常見於3~7歲的幼童。

急性腎炎大多數是罹患扁桃腺炎、上呼吸道感染或中耳炎痊癒後所引起的。其症狀有時又急又嚴重，甚至會造成死亡。所以罹患相關炎症，務必完全根治，以免導致急性腎炎。

急性腎炎沒有治癒，就變成慢性腎炎。一般認為本病是由於免疫複合體沉積，通過激活補體系統而引起的一系列炎症反應。

部分病因與溶血性鏈球菌感染有關，而肺炎雙球菌、葡萄球菌、流感嗜血桿菌等亦可引發本病。

臨床症狀

急性腎炎初期時，症狀時重時輕，遷延不癒，有水腫或無水腫。蛋白尿、高血壓、腎功能逐漸減退。後期還可能出現貧血。

慢性腎炎可發展為腎功能不全。其早期症狀同急性腎炎，以後出現食慾減退，惡心嘔吐，牙齦出血，精神疲倦，皮膚搔癢。

急症教室——急性腎炎飲食法

〔臨床症狀〕發病急，病輕重不一，有水腫、血尿、蛋白尿等症狀。
〔飲食原則〕與慢性腎炎類似，但忌高蛋白質食物。
〔食療方〕鮮藕茅根湯。（請見133頁）

飲食原則

宜清淡蔬菜、水果。水腫者應忌食鹽，無水腫者進低鹽飲食。但可有適度蛋白質類食物。

固腎健體
小麥餅

◎ **材料**
麵粉250克，山藥泥200克，水200毫升，芹菜末、紅蘿蔔絲、鹽各少許。

◎ **做法**
1. 麵粉加入山藥泥、水、鹽、紅蘿蔔、芹菜和鹽，調勻，做成薄餅。
2. 將麵餅隔水蒸熟或用植物油煎熟，即可食用。
3. 也可用各式沾醬塗在餅上，增加風味。

◎ **適應症**
慢性腎炎、腎功能不全

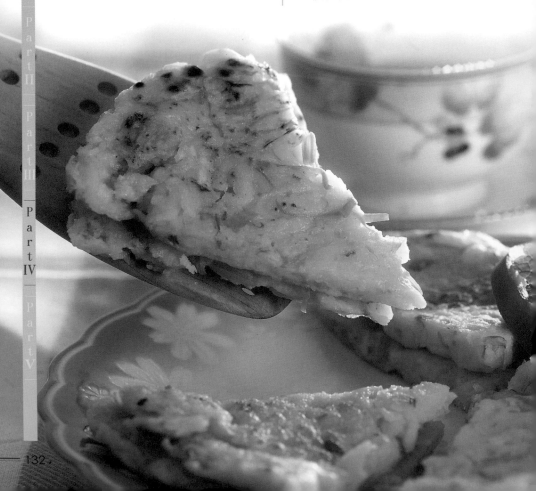

更多解毒排毒方在這裡

1. 玉竹石斛粥

⊙ **材料**

鮮玉竹60克，鮮石斛60克，白米、水適量。

⊙ **做法**

1. 玉竹及石斛一同加水煎30分鐘，去渣留汁。
2. 用玉竹、石斛汁加白米煮成粥，即可。

⊙ **食用法**

可作飲料服用，一日數碗。

2. 枸杞山藥粥

⊙ **材料**

枸杞子20克，山藥50克，白米50克、水適量。

⊙ **做法**

將枸杞子、山藥及白米一同加水煮成粥，分次食用。

⊙ **食用法**

每日1劑，連服15~30天。

3. 鮮藕茅根湯

⊙ **材料**

蓮藕250克，白茅根100克、水適量。

⊙ **做法**

蓮藕洗淨切片，白茅根洗淨切碎，兩者一同煮湯，代替一般茶飲。

⊙ **適應症**

急性腎炎（主要用於血尿患者）。

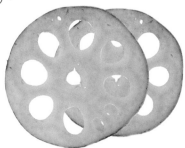

膀胱炎、腎盂腎炎

13 *Detoxification*

膀胱炎的病因很多，像膀胱遭受細菌感染、接觸化學物質或暴露在X光下導致膀胱發炎、膀胱內異物、卵巢扭轉或破裂及心理因素影響。另外，其他器官或組織發生病變或退化，也容易造成膀胱炎，常見的如間質性膀胱炎、攝護腺炎或老年性尿道炎等。

腎盂腎炎則是腎盂被細菌感染引起發炎。急性腎盂腎炎常發生於尿道受污染，慢性腎盂腎炎常在尿道長期阻塞以後發生。

在沒有任何併發症的急性腎盂腎炎，尤其在成人是很少變成慢性腎盂腎炎，除非罹患有糖尿病、結石、尿路出口阻塞或服用止痛藥產生腎臟病變，當此種不健康的腎臟有急性感染後，比較會造成慢性腎盂腎炎。

臨床症狀

膀胱炎、腎盂腎炎在慢性期或緩解期，排尿灼熱疼痛減輕，尚有頻尿、急尿，腰部痠痛感，尿液檢查紅血球、白血球明顯下降。

飲食原則

可進食富含營養食物，忌辛辣、刺激食物。

急症教室——急性膀胱炎、急性腎盂腎炎飲食法

〔臨床症狀〕頻尿、急尿，尿道有灼熱、疼痛，且伴有血尿，有時也有蛋白尿。

〔飲食原則〕宜清淡素食，多飲茶水，忌菸酒。

〔食療方〕綠豆湯、鮮藕湯。（請見136頁）

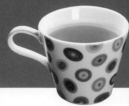

利尿清熱
龍葵湯

◎ **材料**

龍葵菜（黑籽仔葉）200克，紅番茄200克，水1000毫升，薑、鹽各少許。

◎ **做法**

1. 將水煮開後，加入所有材料，大火煮5~10分鐘即可。
2. 喝湯代替一般茶飲時，可不用加鹽。平時當菜佐飯也很好吃。

◎ **食用法**

每日1劑，連服3日。

◎ **適應症**

慢性膀胱炎、急性腎炎、腎盂炎（主用於腎盂炎急性發作期）。

◎ **注意事項**

龍葵菜一般俗稱「薺菜」或「黑籽仔菜」（台語）在傳統市場都可以買得到。

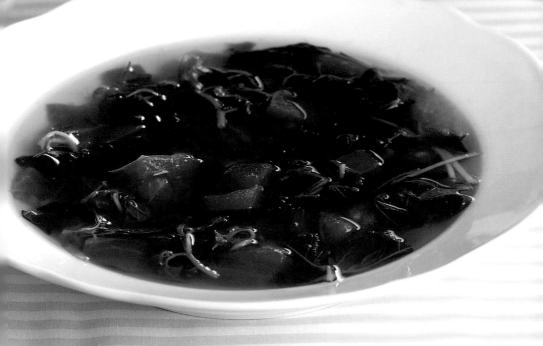

更多解毒排毒方在這裡

1. 西瓜茅根湯

⊙ **材料**
西瓜皮30克，鮮茅根30克。

⊙ **做法**
將西瓜皮、鮮茅根一同加水煎茶飲用。

⊙ **適應症**
慢性膀胱炎、慢性腎盂腎炎。

2. 冬瓜玉米鬚湯

⊙ **材料**
玉米鬚30克，冬瓜皮60克。

⊙ **做法**
玉米鬚、冬瓜皮一同加水煎茶飲用。

⊙ **適應症**
慢性膀胱炎、慢性腎盂腎炎。

3. 綠豆湯

⊙ **材料**
綠豆50克。

⊙ **做法**
綠豆洗淨，加水煮沸15分鐘，以湯代替一般茶飲。

⊙ **食用法**
每日1劑，連服3日。

⊙ **適應症**
急性膀胱炎、腎盂腎炎。

4. 鮮藕湯

⊙ **材料**
蓮藕250克。

⊙ **做法**
蓮藕洗淨切小塊，加水煮熟，取湯代替一般茶飲。

⊙ **食用法**
每日1劑，連續服數日。伴血尿者更宜飲用。

⊙ **適應症**
急性膀胱炎、腎盂腎炎。

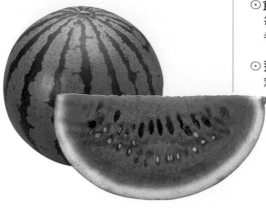

Part V.

排毒餐：症狀篇

一般常見的肥胖、便祕等問題，
其實也是解毒排毒力下降和
失衡所容易出現的問題。

因此，本篇列舉出了12種一般常見問題
與症狀的排毒餐，讓大家參考食用。

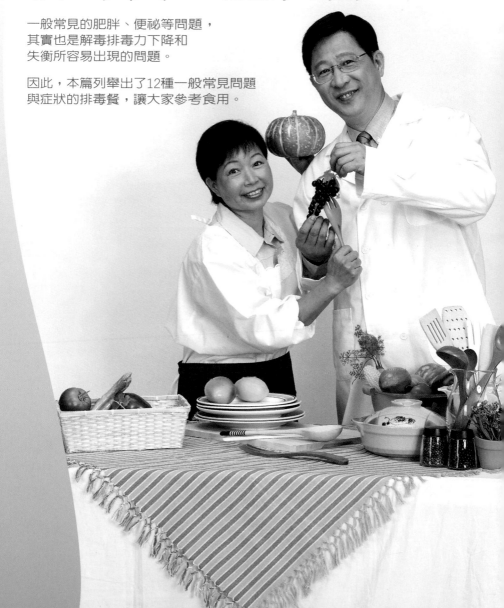

1 *Detoxification*

肥胖

簡單來說，造成肥胖的主要原因是，攝取的熱量高於消耗的熱量。而形成攝取高於消耗的原因則很複雜。先天性遺傳、生理及心理因素、生活及社會環境等都是主要的因素。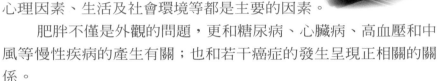

肥胖不僅是外觀的問題，更和糖尿病、心臟病、高血壓和中風等慢性疾病的產生有關；也和若干癌症的發生呈現正相關的關係。

研究顯示，男性肥胖者容易因罹患大腸直腸癌、前列腺癌而死亡；女性肥胖患者則容易死於膽囊癌、乳癌、子宮頸癌和卵巢癌。

所以，統計顯示，40％的肥胖者，從被判定為肥胖者開始，存活壽命只有正常體重者的一半。

臨床症狀

中國人凡「身體質量指數」（BMI）≧24為超重，≧28為肥胖。BMI=體重（公斤）/身高^2（公尺^2）。肥胖臨床症狀不僅是體態臃腫，同時會行動遲緩、體力下降，動輒汗流浹背、氣喘吁吁、易疲勞、易打盹、記憶力減退等症狀，如果不能及時治療，常會併發動脈粥樣硬化、冠心病、高血壓、膽石症、糖尿病、高尿酸血症等一系列疾病。

飲食原則

肥胖與飲食有很大關係。要做到「三低」飲食，即低脂肪、低糖和低鹽；避免食用高膽固醇、高飽和脂肪酸的食物，選用不飽和脂肪酸的植物油。

低脂輕身
豆苗豆腐

◎ **材料**

豆腐300克，豌豆苗尖（嫩芽）200克，薑末2大匙，昆布高湯、黑木耳各少許。

◎ **調味料**

橄欖油、鹽各適量。

◎ **做法**

1. 薑、黑木耳切絲備用。
2. 把豆腐切塊用油兩面煎黃，再加高湯煮沸後，下豌豆苗、黑木耳，放入鹽大火略滾後起鍋，再放入薑絲即可。

◎ **食用法**

每天以此作佐餐菜餚。

◎ **注意事項**

1. 如果用乾的黑木耳，記得要泡開再切絲。
2. 豆苗勿久煮，否則會讓色澤和味道變差。

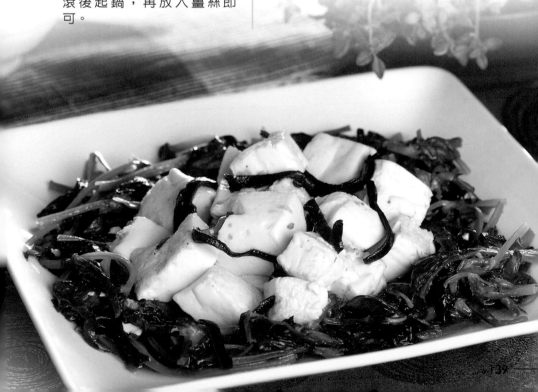

更多解毒排毒方在這裡

1、蘿蔔海帶湯

⊙ **材料**
白蘿蔔300克，昆布20~30克、水適量。

⊙ **做法**
1. 將昆布用溫水浸泡5小時以上。
2. 連同浸泡之水一起裝入砂鍋內，先大火煮沸，再用文火煨熟然後將蘿蔔切片入砂鍋同煮，直至爛熟即可。

⊙ **食用法**
1. 空腹將蘿蔔海帶湯服下，可當菜吃。
2. 連服數月，療效顯著。

2、山楂銀菊茶

⊙ **材料**
山楂、銀花、菊花各10克。

⊙ **做法**
山楂碾碎，與銀花、菊花加水同煮20分鐘，即可。

⊙ **食用法**
代茶頻飲。

3、二仙粥

⊙ **材料**
仙茅15克，知母12克，仙靈脾15克，當歸10克，巴戟天15克，黃柏12克，白米60克。

⊙ **做法**
1. 先將所有藥材煎水，濾去藥渣，留藥液。
2. 藥液中加入白米，煮成稀粥。

⊙ **食用法**
每日早、晚空腹時吃1碗。若嫌味苦，可以蜂蜜調味。

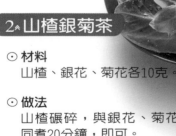

2
貧血

貧血是指紅血球、血紅素及紅血球容積，低於正常值的一種臨床常見症狀。以下是造成貧血的常見因素：

- 製造紅血球的養分失調：骨髓製造紅血球需要充足、均衡的養分，營養不均衡，骨髓無法產出成熟的紅血球，就會發生貧血。
- 大量出血：此時身體的組織液會流入血管，使單位容積的紅血球或血紅素的數量減少，導致失血性貧血。
- 紅血球破壞過多：紅血球因地中海型貧血、蠶豆症等先天缺陷，或血型不合的輸血反應等外在破壞，使得紅血球遭急速破壞，骨髓來不及造出新的紅血球補充，就會產生貧血。
- 骨髓造血功能降低：骨髓內的血球母細胞不健全或造血組織有缺陷，使得血球再生功能不良，引起貧血。
- 其他：某些化學藥品也會影響骨髓的造血功能；另外，某些感染或放射線照射過多，也會引起貧血。

臨床症狀

貧血者往往會出現身倦神疲，頭暈眼花耳鳴，面色蒼白，心悸失眠，四肢麻木，月經雜亂及停經，嚴重者甚至可發生暈厥等症候。臨床上，貧血可分為以下三類：

- 失血性貧血
- 溶血性貧血
- 造血不良性貧血。

飲食原則

補充所缺乏的鐵質等造血物質。

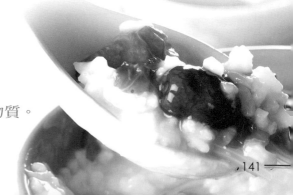

滋養補血
菠菜粥

◎ **材料**
　菠菜、大棗各50克，白米100
克，水800毫升。

◎ **做法**
　1.將白米、大棗洗淨，加水熬
　　成粥。
　2.熟後再加入菠菜煮沸即可。

◎ **注意事項**
　大棗就是紅棗。

更多解毒排毒方在這裡

以下三個方子為中藥驗方，請大家在和中醫師討論，確定適合服用後，再行使用。

1. 耆歸二仙湯

⊙ 材料
黃耆50克、黨參50克、甘草10克、當歸20克、補骨脂20克、仙茅20克、仙靈脾20克。

⊙ 做法＆服法
水煎服，即可。

2. 參花方

⊙ 材料
黨參、花粉各16克。

⊙ 做法＆服法
每天分2次溫水沖服，連服30天。

3. 紫米蓮子粥

⊙ 材料
蓮子100公克，山藥200公克，龍眼乾25公克，黑糯米2杯，冰糖250公克。

⊙ 做法：
1. 黑糯米用水洗淨後，加水12碗，浸泡2小時；山藥切成小塊。
2. 黑糯米和蓮子以大火燒開，續轉小火煮約1小時，熄火靜置半小時。
3. 加入切塊山藥和龍眼乾，再開小火煮至米爛成粥，加入冰糖調味即可。

⊙ 注意事項
1. 建議使用有機冰糖。
2. 乾蓮子不可先泡水，泡過水則不易煮軟。

⊙ 適應症
能健脾開胃，益氣養血，幫助腸胃的消化和吸收，亦能提升造血機能。

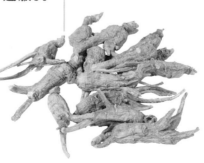

3

Detoxification

痛經

痛經是婦女常見症狀。一般分為原發性痛經和繼發性痛經。

原發性痛經是指，無明顯生殖器官器質性病變者，行經前無疼痛或行經前1~2小時開始疼痛。

繼發性痛經多屬生殖器官器質性病變所引起者，如盆腔炎、子宮內膜異位症或黏膜下肌瘤、子宮頸阻塞等。在行經前幾天就感覺痛。

產生痛經的原因有以下幾種：

- 心理因素：害怕初經，造成血管收縮，子宮肌肉缺血、收縮，產生間歇性的疼痛。
- 子宮發育不良：子宮體較小、嚴重的前屈或後屈、子宮頸較長或狹窄，使得經血無法順利排出，引起疼痛。
- 內分泌不平衡：月經期間分泌黃體素會引起子宮的疼痛。
- 全身性疾病：貧血、肺結核、糖尿病或操勞過度。
- 骨盆腔病變：子宮內膜異位、骨盆腔炎、子宮或卵巢腫瘤，造成內生殖器官的充血，引起持續性經痛。

臨床症狀

原發性痛經，每發作於月經第1、2天，常為下腹部陣發性絞痛，可放射至陰部和腰骶部，時伴惡心、嘔吐或腹瀉等症狀。

疼痛劇烈時可出現面色蒼白、手足冰冷、出冷汗，甚至昏厥。亦有部分患者於經前1~2天即有下腹疼痛，經行時加劇。患有膜性痛經者則於月經第3~4天疼痛最劇，待膜狀塊物排出後消失。

飲食原則

在月經期間忌食生冷及刺激性食物。

調中理氣
佛手陳皮茶

◎ **材料**

佛手10克，陳皮5克，熱開水 500~600毫升。

◎ **做法**

佛手和陳皮一同用熱開水沖泡，代茶飲用。

◎ **食用法**

連服數日。

◎ **注意事項**

佛手屬於芸香科植物，因為看起來像佛的手，故名。這裡說的佛手則是佛手的乾燥果實，是一種中藥，

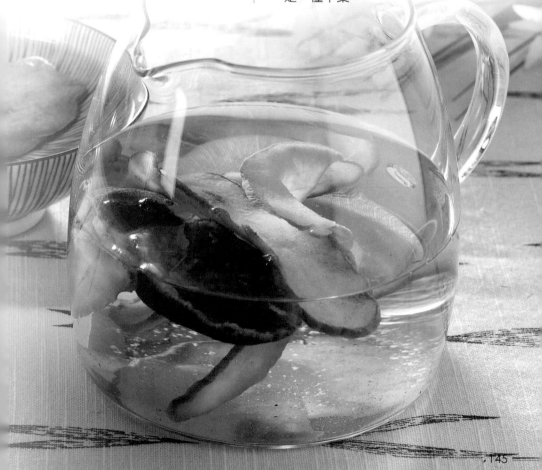

更多解毒排毒方在這裡

1. 山楂葵籽飲

⊙ **材料**
山楂（去核）40克，向日葵籽（不去殼）20克，紅糖30克。

⊙ **做法**
1. 將山楂、向日葵籽一同炒熟。
2. 搗爛，加水煎成濃汁。
3. 再加入紅糖，趁熱服食。

⊙ **食用法**
每日1劑，連服數日。

2. 生薑艾葉茶

⊙ **材料**
生薑20克，艾葉10克，小茴香10克，紅糖50克。

⊙ **做法**
1. 將生薑、艾葉和小茴香加水共煎。
2. 再加入紅糖，趁熱服。

⊙ **食用法**
每日1劑，煎服2次，連服5~8日。

3. 生薑蔥白茶

⊙ **材料**
生薑20克，蔥白連根5根，紅糖50克，胡椒粉5克

⊙ **做法**
1. 將生薑、蔥白洗淨壓碎，放入鍋內，加水500毫升煮開。
2. 加紅糖再燒5~8分鐘。
3. 去渣、加胡椒粉，趁熱服下。

⊙ **食用法**
每日3次，連服5~8天。

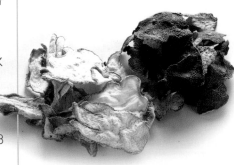

更年期症狀

4

婦女停經前後，在卵巢功能衰退同時，出現一系列以自律神經系統雜亂為主的症狀，稱為更年期症候群。後來，也有所謂男性的更年期症候群。

性腺功能在男女兩方都會隨著年齡的增加而衰退，只是女性較明顯，通常發生在45~55歲間的婦女；男性則較模糊，只是慢慢、逐漸地減少男性荷爾蒙的分泌及產生精子的能力。

女性更年期可以使用動情激素減緩更年期的症狀。

男性是否必要使用雄性素治療更年期的症狀？該如何用？劑量多少才是安全劑量？到目前仍然沒有定論。

臨床症狀

婦女由於陰血耗損，常見頭暈耳鳴、心悸失眠、煩燥易怒、烘熱汗出，或自汗、盜汗等。

此外，更年期憂鬱症常見焦慮不安，緊張恐懼，稍有驚動不知所措。情緒低落、悲觀失望，主觀臆斷、猜疑他人，或是懷疑自己患某種病，尤其是「恐癌症」，甚至引起自傷、自殺等行為。

男性則常發現有性生活上逐漸有力不從心的感覺，情緒變得容易焦躁且易怒，不易入睡，或半夜醒來後就不容易再入睡，同時發現體力也大不如前等狀況。

飲食原則

不宜食辛燥刺激之物，多吃有營養、易消化的蔬菜水果類食物。

補血止汗
枸杞萸肉糯米粥

◎ **材料**

　　枸杞15克，山萸肉10克，糯米50克，水800毫升。

◎ **做法**

　　1.將枸杞、山萸肉洗淨，用紗布袋包好。
　　2.與糯米同放入鍋中，加水煮成稠粥。
　　3.去枸杞、萸肉袋，加紅糖適量，溫服之。

◎ **食用法**

　　於每日早晨起床後空腹時服更佳，每日1次，連服10日。

◎ **注意事項**

　　山萸肉是一種藥用植物——山茱萸，乾燥熟成後的果肉。

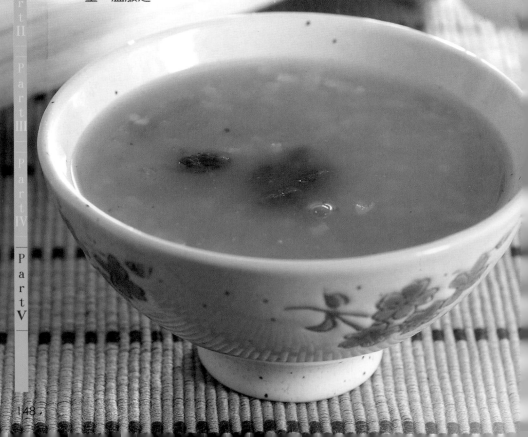

更多解毒排毒方在這裡

1. 小麥紅棗甘草湯

⊙ **材料**
小麥50克，紅棗10枚，甘草10克。

⊙ **做法**
將三樣食材加水共煎，去渣取湯，溫服。

⊙ **食用法**
每日1劑，煎服2次，連服數日。

2. 百合核桃粥

⊙ **材料**
鮮百合50克，核桃仁30克，糯米100克，糖50克。

⊙ **做法**
1. 鮮百合洗淨再與核桃仁、糯米同放鍋內加水，大火煮開後，再以文火慢熬成粥後加糖。

⊙ **食用法**
分2次服。每日1劑，連服7~10日。

3. 小麥靈芝糯米粥

⊙ **材料**
小麥50克，靈芝50克，糯米50克，糖30克。

⊙ **做法**
1. 將小麥、糯米洗淨，靈芝切成絲或條狀，用紗布包好，一起放入鍋內，加水適量煮成粥。
2. 煮至九分熟時去靈芝袋，加入糖調勻。
3. 續煮片刻，溫服。

⊙ **食用法**
每日1次，連服5~7日。

⊙ **注意事項**
靈芝是乾品的話要浸泡2個小時。

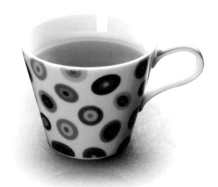

5

失眠

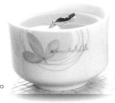

失眠是指因大腦興奮性提高，造成睡眠時間不足，或是睡眠的不深熟，大都兩者並存。失眠可根據不同的伴隨症狀及檢查，作出病因診斷。

造成原因

失眠的原因，可以歸納為以下幾類：

⊕ 精神疾病：研究顯示，80％的失眠和精神疾病有關。大部分精神疾病在開始發病或嚴重時都以失眠為主要困擾，進而引起焦慮、易怒、懊惱、憂鬱，甚至異常幻覺等症狀。

⊕ 物理時空、環境因素：旅行時造成的時差，及所處環境中的各種刺激物、溫濕度變化、噪音等。

⊕ 身體疾病：氣喘、腸胃道疾病、慢性腎病、甲狀腺功能異常等內分泌疾病；帕金森氏病等神經科疾病、過度肥胖、腦血管障礙、腦外傷等，造成身體不適，導致失眠。

⊕ 藥物或飲料：某些人午後喝咖啡或茶很容易影響睡眠品質；另有些提神藥物、減肥藥物含有安非他命，會讓使用者短期之內感覺精神振奮、活力增加。

⊕ 飲酒：少量飲酒可幫助入睡，但經常喝易導致睡眠週期不規則，一旦不喝，反而容易惡夢連連，不易入眠。

飲食原則

睡前不宜喝濃茶、咖啡、西洋參、紅參類補品，也不宜抽菸、酗酒。睡前要少說話，少思考，讓大腦放鬆，才易入睡。

養心寧神
酸棗柏子仁粥

◎ **材料**

　　酸棗仁20克，柏子仁15克，白米50克，，水800毫升。

◎ **做法**

　1. 將酸棗仁、柏子仁先用水煎湯。
　2. 取湯加入白米煮成粥，即可。

◎ **食用法**

　　每晚服用。每日1劑，連服多次。

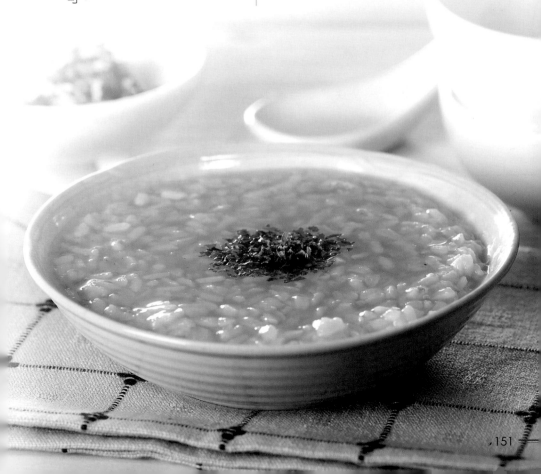

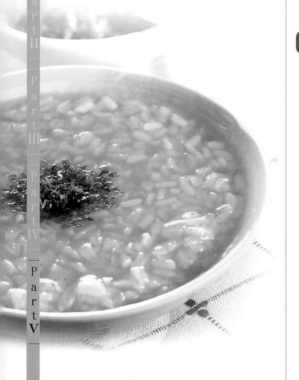

更多解毒排毒方在這裡

1. 清蒸百合

⊙ **材料**
　百合500克，糖適量。

⊙ **做法**
　1.將百合洗淨後，掰開成片狀。
　2.置於盤中，加糖蒸熟即可。

2. 紅棗桂圓湯

⊙ **材料**
　紅棗20個，桂圓10個。

⊙ **做法**
　紅棗和桂圓加水煮熟，連湯服下。

⊙ **食用法**
　每晚1劑，連服多次。

3. 桂花安眠延壽酒

⊙ **材料**
　桂花120克，桂圓肉、糖各500克，白酒約5000毫升。

⊙ **做法**
　將桂花、桂圓肉、糖一起放入白酒中，封固1年，愈久愈好。

⊙ **食用法**
　1.每日1次，每次服50毫升。
　2.酒盡後，取桂圓肉分多次嚼食。

6

眩暈

造成眩暈的原因，與內耳、眼睛、小腦、大腦等直接或間接影響身體平衡器官的失調機轉有關。

有些人坐車時看到窗外移動的景物或事物很快地旋轉時，就會開始覺得頭暈；小腦也是非常重要的平衡器官。

大腦是處理身體所有訊息的總部，如果出現問題，就無法改善眩暈狀況，而使人整天處於眩暈的狀態；反之，如果大腦的功能是正常的話，由內耳及眼睛其他器官影響平衡所引起的眩暈，可以經由大腦的調整作用慢慢地受到控制而逐漸痊癒。

如果是中風、腫瘤所引起的眩暈，由於大腦本身就已經有器官損傷，造成無法正常發號司令，眩暈狀況也就無法獲得改善，通常會變成終年性，並且會持續非常久的時間。

臨床症狀

眩暈為突發性的旋轉性頭暈，患者睜眼時周圍的物體繞體轉動，閉眼時則感自身在轉動，伴有惡心、嘔吐、面色蒼白、出汗和血壓下降等迷走神經刺激症狀。

眩暈的種類很多，常見的有下數種：

- ⊕ 周圍性（耳源性）眩暈。
- ⊕ 中樞性（神經原性）眩暈。
- ⊕ 炎症（如前庭神經炎等）、血管性病變眩暈。
- ⊕ 全身性疾病引起的眩暈。

飲食原則

忌食菸酒；發作時應靜臥，低鹽少水飲食。平時食物無特殊禁忌，但要避免過勞、避免精神刺激。

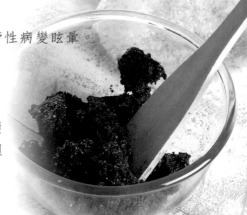

固精定神
芝麻胡桃泥

◎ **材料**
　黑芝麻100克，核桃仁100克，
　鮮桑葉50克、蜂蜜適量

◎ **做法**
　1.黑芝麻洗淨瀝乾水，以文火
　　炒熟。
　2.鮮桑葉去葉脈絡。
　3.三者搗爛（或用調理機打碎）
　　成泥，加入蜂蜜適量調勻。

◎ **食用法**
　1.每次服10克。
　2.每天服2~3次。
　3.連續服1~2個月。

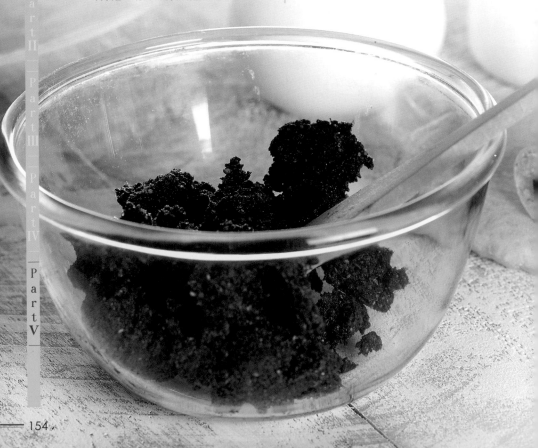

更多解毒排毒方在這裡

1▴菊花茶

⊙ **材料**
白菊花10克

⊙ **做法**
白菊花加開水沖泡代茶飲。

⊙ **食用法**
每日1劑，連服10~15天。

2▴綠豆桑荷茶

⊙ **材料**
綠豆10克，鮮桑葉50克，鮮荷葉50克。

⊙ **做法**
1.綠豆洗淨瀝乾，鮮桑葉、鮮荷葉洗淨。
2.將三者一同加水煎煮代茶飲。

⊙ **食用法**
經常飲用。

3▴生菜黑木耳羹

⊙ **材料**
萵苣50公克，黑木耳50公克，蜂蜜適量。

⊙ **做法**
1.將萵苣及黑木耳洗淨，用溫水泡發，瀝乾。
2.將500毫升水燒開，放入萵苣、黑木耳，木耳將熟時，加入適量蜂蜜調味即可。

⊙ **適應症**
潤肺化痰、補血降壓，適用於眩暈、咯血、四肢震顫、失眠多夢等症。

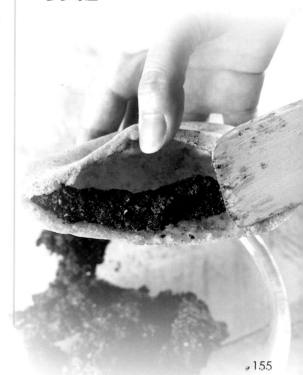

嘔吐

　　嘔吐是胃內容物返流入食道，經口吐出的一種反射動作。嘔吐也是內臟和軀體的協調運動。嘔吐可分惡心、乾嘔和嘔吐三個過程，但有些嘔吐可無惡心或乾嘔的先兆。嘔吐可將嚥入胃內的有害物質吐出，是機體的一種防禦反射。

　　嘔吐是以下諸多疾病的徵兆：

- ⊕ 中樞神經疾病：腦外傷，腦積水，腦腫瘤，腦膜炎，腦血管意外。
- ⊕ 與中樞神經有關的疾病：耳迷路炎症、青光眼、偏頭痛。
- ⊕ 消化系統病變、食道、胃與腸的疾病：急、慢性胃炎，胃黏膜脫垂症，胃痛，賁門痙攣，反流性食管炎，幽門痙攣或梗阻，十二指腸炎，胃腸炎，腸梗阻，慢性肝、膽疾患，慢性闌尾炎。
- ⊕ 全身性疾病：各種感染、高熱、休克、中暑、缺氧等。
- ⊕ 藥物反應：驅蟲藥、洋地黃、抗癌藥等。
- ⊕ 中毒：DDT、有機磷、夾竹桃、等。
- ⊕ 神經性嘔吐：慢性嘔吐中較常見的原因。
- ⊕ 懷孕、妊娠。

臨床症狀

　　頻繁而劇烈的嘔吐則可導致水、電解質和酸鹼代謝的失衡、營養障礙，甚至出現食道賁門黏膜撕裂出血等併發症。神志不清者，亦可因嘔吐物吸入而導致肺炎或窒息死亡。

飲食原則

　　多食易消化食物，少量多餐，勿食生冷瓜果，忌食肥甘厚膩、辛辣菸酒等物。

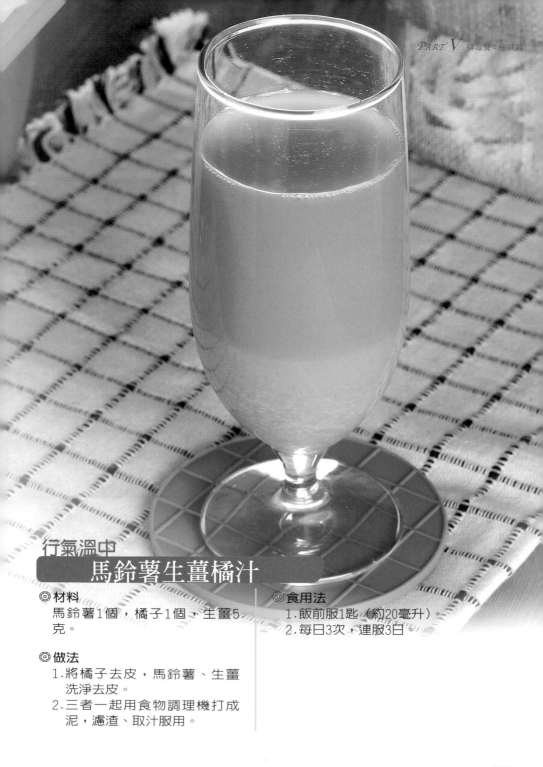

行氣溫中
馬鈴薯生薑橘汁

◎ **材料**

　馬鈴薯1個，橘子1個，生薑5克。

◎ **做法**

1. 將橘子去皮，馬鈴薯、生薑洗淨去皮。
2. 三者一起用食物調理機打成泥，濾渣、取汁服用。

◎ **食用法**

1. 飯前服1匙（約20毫升）。
2. 每日3次，連服3日。

更多解毒排毒方在這裡

1 蘇葉生薑汁

⊙ **材料**
鮮紫蘇葉30克，生薑30克。

⊙ **做法**
將紫蘇葉及生薑洗淨搗碎，紗布包好擠汁即可。

⊙ **食用法**
取汁加溫開水飲用。

2 生薑藕汁

⊙ **材料**
生薑50克，蓮藕250克

⊙ **做法**
生薑和蓮藕分別洗淨榨汁飲用。

⊙ **食用法**
分2~3次服完。每日服1~3次，連服3日。

3 生薑蜜

⊙ **材料**
鮮生薑50克，蜂蜜25克

⊙ **做法**
鮮生薑洗淨去皮、搗爛，取汁與蜂蜜調勻，置鍋內燒熱，即可飲用。

⊙ **食用法**
每日2次，連服3天。

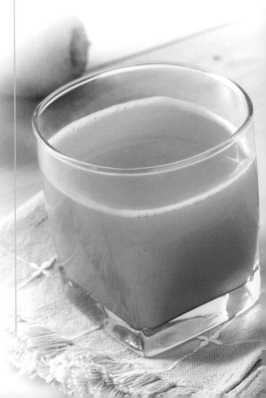

Detoxification

8

便祕

　　對大多數人來說，便秘並無大害，只是會讓人不愉快！但是，很多時候，便秘則是某些疾病的警訊。

　　多久排便一次才算正常，醫界並無定義，但從流行病學來看，若一週內大便少於三次或連續三天都沒有排便就可算是便秘。但是有些人可能固定三、四天才排便一次，可是排便時不困難，排便量足夠，糞便也不太硬，這就不算是便秘。

　　型成便祕的原因主要有水分攝取不足、食物中的纖維量不夠、缺乏運動、憂鬱、壓力、肛門疾病（肛裂、肛門膿瘍、肛門狹窄等）。

臨床症狀

　　本病主要表現爲糞便堅硬，排出困難，每天無法正常排便。有時由於糞便擦傷腸粘膜，而使糞便表面附有少量血液或粘液，排便時肛門有痛感，嚴重者可導致外痔或直腸脫垂。便祕日久者，常有精神、食慾不振。

飲食原則

　　改善飲食的內容和習慣，增加膳食纖維。

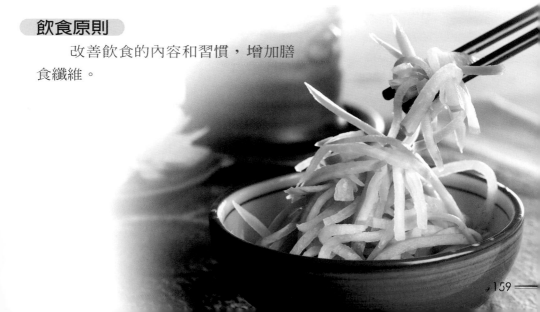

健胃消氣
涼拌三絲

◎ **材料**

　胡蘿蔔、白蘿蔔、青蘿蔔各150克，鹽1小匙，糖、香油適量。

◎ **做法**

1. 將三種蘿蔔洗淨，削去外皮，切成細絲。
2. 放入盒內，加鹽拌勻，醃30分鐘後，將蘿蔔絲輕輕擠乾水分。
3. 放在盤內，加鹽、糖、香油拌勻即可食用。

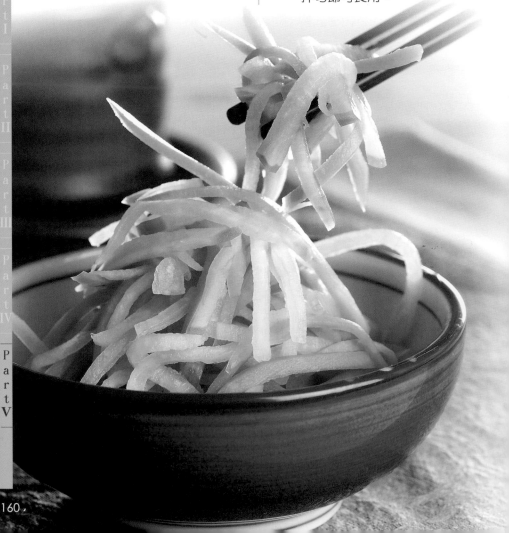

更多解毒排毒方在這裡

1. 萵苣炒春筍

⊙ **材料**

萵苣400克，春筍去皮殼300克，油、鹽各少許。

⊙ **做法**

1. 將萵苣切塊、春筍洗淨，切薄片燙熟。
2. 油入鍋中燒熱後，將兩菜爆炒。
3. 加鹽少許，起鍋裝盤。

2. 蔗汁蜂蜜飲

⊙ **材料**

鮮甘蔗汁200毫升，蜂蜜30克。

⊙ **做法**

鮮甘蔗汁加蜂蜜一同調勻飲用。

⊙ **食用法**

每天清晨及臨睡前服1次。連服數日。

3. 芝麻松子糊

⊙ **材料**

黑芝麻粉500克，松子仁500克，蜂蜜250克，糯米粉50克，糖、水適量。

⊙ **做法**

1. 將松子仁壓碎。
2. 與其他各物共放入鍋中，加水適量，燒成糊狀。

⊙ **食用法**

每次服50~100克，每日2次，服完為止。

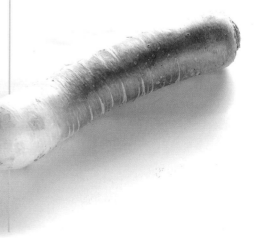

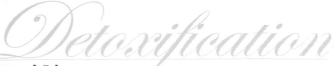

9 白帶異常

　　白帶是由陰道黏膜滲出物、子宮頸腺體及子宮內膜分泌物組成，且含陰道上皮脫落細胞、白血球。正常白帶呈白色、無氣味，其量及質與女性荷爾蒙濃度高低及生殖器官充血情況有關。

　　白帶異常主要見於生殖道炎症、生殖道腫瘤，也可由於藥物影響及異物刺激等造成。

分類

白帶異常有以下幾種：

- 泡沫狀白帶：在公共浴池洗澡後，出現灰白色或黃色泡沫狀白帶，有酸臭味，可能是罹患了滴蟲性陰道炎。
- 膿性白帶：大多為細菌感染所致，淋球菌、結核菌等都可能成為病因。梅毒螺旋體也會引起陰道的化膿性感染。
- 豆腐渣樣或凝乳狀白帶：外陰和陰道壁常覆蓋有一層白色膜狀物，擦去露出紅腫黏膜面，易感染黴菌，常伴有外陰瘙癢及燒灼樣疼痛感。為黴菌性陰道炎患者、糖尿病患者或孕婦所特有。
- 血性白帶：即白帶中混有血液。出現這種情形應警惕有罹患子宮頸癌、子宮體癌、陰道腫瘤等惡性腫瘤的可能。老年性陰道炎、子宮頸糜爛等良性病變，也可能出現這種情況。
- 黃水樣白帶：子宮癌、輸卵管癌，早期也會出現白帶增多的現象。

飲食原則

　　多食新鮮瓜果蔬菜及清淡營養品，忌辛辣甘肥、生冷類食物。

補氣清心
蓮子山藥羹

◎ **材料**

蓮子15克，鮮山藥100克，芡實 30克。

◎ **做法**

1. 將蓮子洗淨，與芡實一起用 文火煮爛。
2. 再加入洗淨去皮的山藥，一 起煮熟。
3. 加適量澱粉、糖或蜂蜜，調 製成羹。

◎ **食用法**

分2次服。每日1劑，連服10 日。

◎ **注意事項**

乾蓮子勿泡水，泡過水則不易 煮軟。

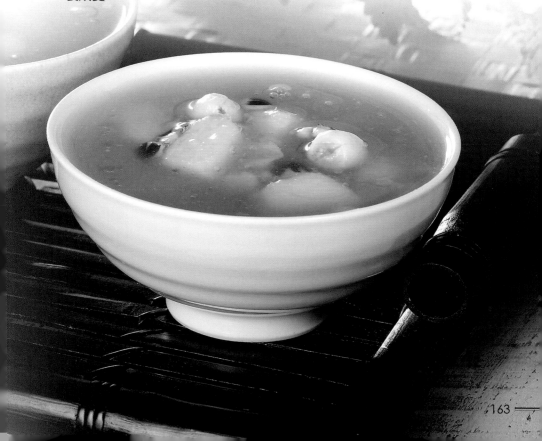

更多解毒排毒方在這裡

1. 絲瓜豆腐湯

⊙ **材料**
絲瓜200克，豆腐100克，油、鹽、水適量。

⊙ **做法**
1. 絲瓜和豆腐用油煸炒。
2. 加水、鹽適量，燒熟即可。

⊙ **食用法**
經常食用。

2. 綠豆薏仁茯苓粥

⊙ **材料**
綠豆30克，薏仁60克，茯苓30克，白米100克、水適量。

⊙ **做法**
所有材料洗淨、加水，同煮成粥。

⊙ **食用法**
分2次食用，連服7~10日。

⊙ **注意事項**
薏仁先浸泡4小時以上再煮。

3. 豆漿沖白果

⊙ **材料**
白果8個，豆漿1碗、糖少許。

⊙ **做法**
1. 白果去殼，打碎放置碗中。
2. 將豆漿燒沸後立即沖入白果碗中，攪勻。
3. 加入適量糖即可。

⊙ **食用法**
每日服1次，連服1~2個月。

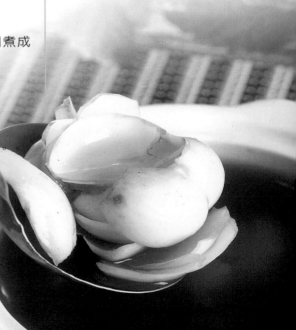

10 Detoxification

歇斯底里

歇斯底里，又稱「癔症」，是一種常見的神經症。臨床症狀複雜而多變，以女性爲多見。

這是一種由重大生活事件、內心衝突、情緒激動、暗示或自我暗示等精神因素，作用於個體，引起的精神障礙。

主要表現爲：各種各樣的軀體症狀、意識範圍縮小、選擇性遺忘或情感爆發等精神症狀。

精神因素，特別是精神緊張、恐懼是引發歇斯底里的重要因素。這在戰鬥中發生的急性癔症性反應特別明顯。

臨床症狀

主要有以下幾種情形：

- 感覺障礙：為深、淺感覺減退或消失、麻木、蟻走感、自發性疼痛等感覺異常。少數有頭部緊束感或咽喉部有球樣梗塞感。
- 運動障礙：為肢體痙攣、震顫、癱瘓，也可見言語障礙（失音）。
- 植物神經和內臟功能障礙—可見厭食、嘔吐、呃逆、尿頻、尿閉、腸痙攣或麻痺。
- 精神障礙：為情感爆發；意識障礙，見昏睡、木僵或朦朧狀態；甚至出現精神病狀態，發生興奮、幻覺、妄想等。

飲食原則

宜清淡食物，防止臟陰損耗。

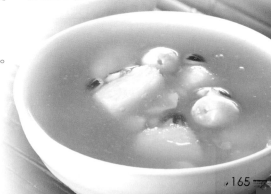

益氣安神
百合棗仁湯

◎ **材料**

百合50克，生酸棗仁15克，熟酸棗仁15克，水600毫升。

◎ **做法**

1. 百合洗淨，清水浸泡1夜，備用。
2. 用生、熟棗仁水煎後去渣。
3. 用藥汁將百合煮熟，連汁吃。

◎ **食用法**

每日1次，連服6~7日。

◎ **注意事項**

酸棗仁又叫棗仁，是中藥的一種，即酸棗的乾燥成熟種子，具安神作用。

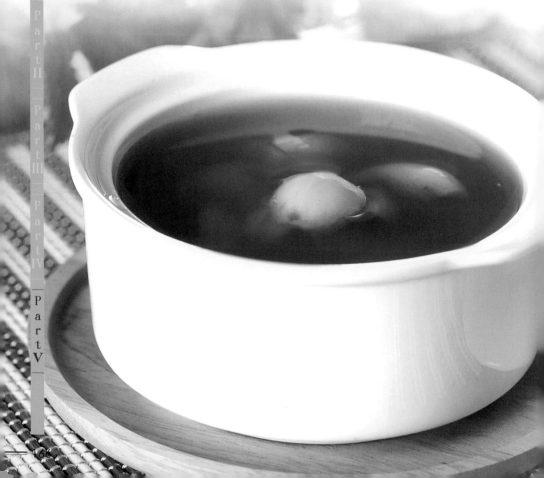

更多解毒排毒方在這裡

以下三個方子為中藥驗方，請大家在和中醫師討論，確定適合服用後，再行使用。

1. 小麥大棗湯

⊙ **材料**
浮小麥50克，大棗10個，甘草10克，茯苓20克，棗仁20克。

⊙ **做法**
所有的藥材用水同煎成湯後，取湯分兩次服。

⊙ **食用法**
每日1劑，連服7日。

2. 甘百栀地湯

⊙ **材料**
炙甘草9克、浮小麥30克、大棗7枚、炙百合12克、生地黃15克、首烏藤18克、栀子6克、淡豆鼓12克、蓮子蕊3克、鬱金12克、菖蒲9克。

⊙ **做法**
所有的藥材用水同煎成湯後，取湯服用。

3. 解鬱湯

⊙ **材料**
白朮9克、茯苓9克、白芍9克、當歸9克、柴胡9克、甘草9克、遠志9克、菖蒲9克、牡蠣15克、大棗10克、琥珀3克。

⊙ **做法**
所有的藥材用水同煎成湯後，取湯服用。

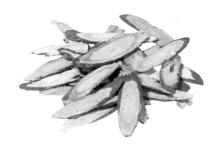

11 Detoxification
口乾和乾燥症候群

臨床症狀

　　唾液分泌減少或缺乏，則可導致口腔粘膜和舌面的乾燥，而出現口乾。口乾可分為暫時性和持久性兩類。

　　通常口乾發生情況分以下數種：

- 精神過度緊張，如恐懼可使唾液分泌暫時停止。
- 貧血，如缺鐵、B12或葉酸的貧血。
- 唾液腺疾病，如腮腺炎、放射治療所致的腮腺萎縮。
- 某些藥物，如抗組織胺類。
- 各種原因所致的失水。
- 自體免疫疾病乾燥症候群。臨床上分為：原發性，主要累及唾液腺和淚腺等；繼發性，即合併全身結締組織病的乾燥症候群。

飲食原則

　　以滋陰食物為主，忌辛辣、油炸、燥熱之食物。

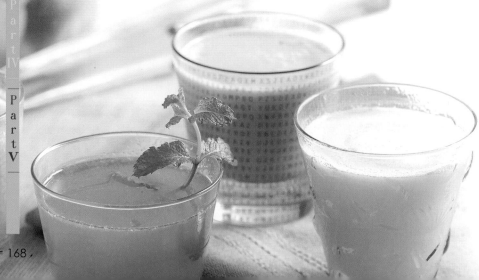

潤喉生津
糖漬檸檬

◎ **材料**

鮮檸檬500克，冰糖250克。

◎ **做法**

1. 將檸檬洗淨，去皮、核，切塊。
2. 放入砂鍋中加入冰糖，浸漬一日至糖浸透。
3. 以小火煎至水分將乾時停火。
4. 待涼後即可裝瓶。

◎ **食用法**

可以隨時食用

◎ **注意事項**

建議使用有機冰糖。

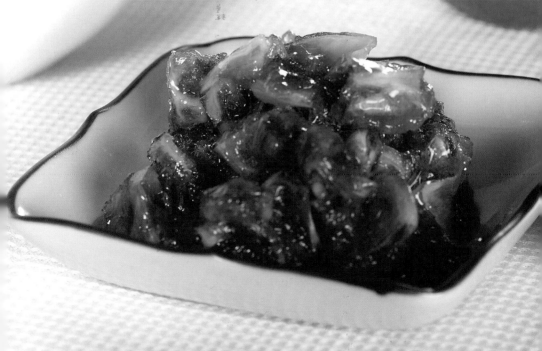

更多解毒排毒方在這裡

1ᴬ烏梅粥

⊙ **材料**
烏梅20克，白米100克，紅棗3枚，冰糖適量。

⊙ **做法**
1. 先取烏梅洗淨。
2. 加水200毫升，煎至100毫升，去渣留取其汁。
3. 再加入白米、紅棗、冰糖，加水600毫升左右，煮為稠粥。

⊙ **食用法**
早、晚溫熱服食。

2ᴬ楊梅蜜飲

⊙ **材料**
楊梅2000克，蜂蜜適量。

⊙ **做法**
1. 將楊梅洗淨，搗爛濾出汁水。
2. 放砂鍋內燒沸。
3. 加入適量蜂蜜和水再煮沸即成。

3ᴬ山楂蓮子湯

⊙ **材料**
山楂150克，蓮子200克，糖適量。

⊙ **做法**
1. 將蓮子洗淨，山楂去皮核洗淨。
2. 鍋內放入蓮子，加水煮至熟軟。
3. 再加入山楂、糖，煮至山楂熟爛即成。

Detoxification

12 水腫

　　人體組織間隙內有過量液體積聚時，稱爲水腫，可以分布於全身，或僅出現於身體的某一個局部。一般全身性水腫，意味著有嚴重的疾病，但身體某一部分水腫，雖只表示某一部位的局部病變，也可能表示全身性疾病。

臨床症狀

　　A.全身性水腫按照病因，可分爲以下類別：

- 心源性水腫：如充血性心力衰竭、急或慢性心包炎等。
- 腎源性水腫：如腎小球腎炎、腎盂腎炎及腎病綜合征等。
- 肝源性水腫：如病毒性肝炎、肝硬變等。
- 營養不良性水腫：如低蛋白血症、維生素B1缺乏症等。
- 結締組織病所致水腫：如紅斑狼瘡、硬皮病及皮肌炎等。
- 過敏反應性水腫：如血清病等。
- 其他：貧血性水腫、妊娠中毒性水腫。

　　B.局部性水腫：

- 靜脈梗阻性水腫：如血栓性靜脈炎、下肢靜脈曲張等。
- 淋巴梗阻性水腫：如絲蟲病的象皮腿、流行性腮腺炎所致胸前水腫等。
- 炎症性水腫：如丹毒、癰腫、蜂窩組織炎等。

飲食原則

　　多食清淡易消化的食物，忌鹽、生冷、肥甘油膩食物，戒菸酒。

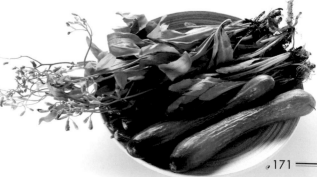

利水清熱
黃瓜蒲公英粥

◎材料
黃瓜、白米各50克，新鮮蒲公英30克、水800毫升。

◎做法
1. 先將黃瓜洗淨切片，蒲公英洗淨切碎。
2. 白米淘洗先入鍋中，加水800毫升，如常法煮粥。
3. 待粥熟時，加入黃瓜、蒲公英，再煮片刻，即可食之。

◎注意事項
新鮮蒲公英可在青草藥店購得。

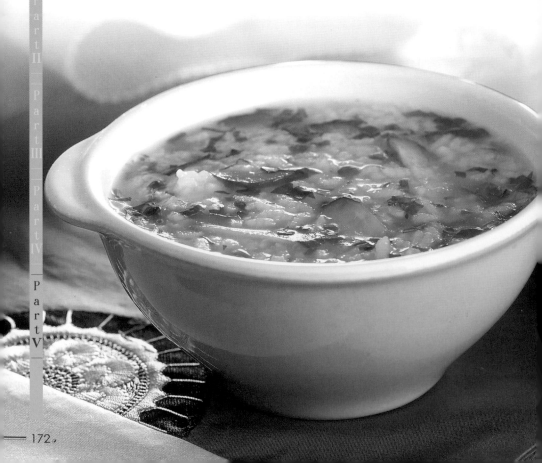

更多解毒排毒方在這裡

1. 冬瓜銀耳羹

⊙ **材料**
冬瓜250克，銀耳30克、昆布高湯適量。

⊙ **做法**
1. 先將冬瓜去皮、瓤，切成片狀；銀耳水泡發，洗淨。
2. 鍋中加油燒熱，把冬瓜倒入翻炒片刻，加高湯、鹽。至冬瓜將熟時，加入銀耳煮3分鐘即成。

2. 紅棗花生湯

⊙ **材料**
紅棗10枚，花生米連衣60克

⊙ **做法**
1. 紅棗和花生一同加水，煨煮透爛，即可食用。
2. 也可加紅豆60克，薏仁60克同煮。

⊙ **注意事項**
1. 花生勿泡水，泡過水則煮不軟。
2. 紅豆和薏仁則要先泡過水。

3. 番茄冬瓜羹

⊙ **材料**
番茄100克，冬瓜100克、水適量。

⊙ **做法&食用法**
燉熟食用。

4. 杏仁桂棗

⊙ **材料**
杏仁10克，紅棗10枚，桂圓肉10克、水適量。

⊙ **做法&食用法**
燉熟食用。

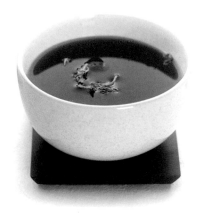

· 文經家庭文庫 ·

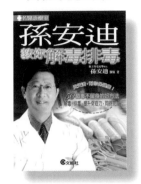

C126

孫安迪教你解毒排毒

微生物免疫學博士 **孫安迪** 醫師 / 著

天天清，幫你保健康！
50個毒不留身的好方法，
解毒、排毒、提升免疫力，同時完成！

台灣免疫醫學權威孫安迪醫師解毒排毒代表作！

本書兼具醫學理論與臨床驗證，從飲食、經絡、氣功、冥想、運動、音樂、沐浴、睡眠、維生素、礦物質、中草藥、飲水、唾液等方式，提出41種DIY解毒排毒方法。

方法多，簡便、效果好，是一本符合醫學理論與實用的解毒排毒聖經。

■定價280元

文經社 社址：104 台北市建國北路二段66號11樓之1　電話：02-2517-6688
帳戶：文經出版社有限公司　帳號：05088806　傳真：02-2515-3368

・文經家庭文庫・

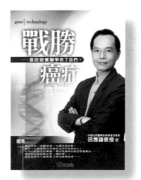

C131

戰勝癌症
——基因營養醫學救了我們

中華自然醫學教育學會理事長 **呂應鐘** 教授／著

「抗癌保健對症基因營養配方」大公開！

　　作者呂應鐘教授本身曾罹患癌症，因此浸淫於癌症自救療法研究多年，本書為其現身說法，將多年來的抗癌經驗及研究傾囊相授，佳惠所有的讀者及癌友：

1. 強調人體應補充維生素、礦物質以及多種微量元素，藉以鞏固細胞的健康，增強身體的免疫力以及自癒力。
2. 文中強調要正確地選擇飲用水，駁斥市面上不實誇大的飲水廣告，教導讀者正確的飲水觀念。
3. 為讀者建立正確的抗癌保健觀念，強調正統醫療與輔助療法並用，反對無學理根據的民間療法。更要求病友要積極與醫生合作，而非消極地抗拒或放棄希望。
4. 本書最大特色為針對癌症、糖尿病、痛風等12類重大疾病設計的「各大疾病營養療法配方」，對不同疾病都有改善的效果，能夠真正幫助身體健康回春。

■定價200元

◎文經社｜社址：104　台北市建國北路二段66號11樓之1　電話：02-2517-6688
　　　　　　帳戶：文經出版社有限公司　帳號：05088806　傳真：02-2515-3368

國家圖書館出版品預行編目資料

孫安迪的排毒餐／孫安迪，蘇富家合著 ——第一版 ·
——台北市：文經社，2006〔民95〕
面；公分．——（文經家庭文庫；C137）
ISBN 957-663-472-5（平裝）

1.食物治療 2.藥膳 3.免疫學

418.91   95007928

◎文經社

文經家庭文庫　137

孫安迪的排毒餐

著 作 人 — 孫安迪 · 蘇富家
發 行 人 — 趙元美
社　　長 — 吳榮斌
企劃編輯 — 梁志君
執行編輯 — 謝昭儀
美術設計 — 程杰湘設計事務所
出 版 者 — 文經出版社有限公司
登 記 證 — 新聞局局版台業字第2424號
＜總社 · 編輯部＞：
地　　址 — 104 台北市建國北路二段66號11樓之一（文經大樓）
電　　話 —（02）2517-6688（代表號）
傳　　真 —（02）2515-3368
E - m a i l — cosmax.pub@msa.hinet.net
＜業務部＞：
地　　址 — 241 台北縣三重市光復路一段61巷27號11樓A（鴻運大樓）
電　　話 —（02）2278-3158 · 2278-2563
傳　　真 —（02）2278-3168
E - m a i l — cosmax27@ms76.hinet.net
郵撥帳號 — 05088806文經出版社有限公司
印 刷 所 — 通南彩色印刷有限公司
新加坡總代理 — Novum Organum Publishing House Pte Ltd.　　TEL:65-6462-6141
馬來西亞總代理 — Novum Organum Publishing House (M) Sdn. Bhd.　TEL:603-9179-6333
法律顧問 — 鄭玉燦律師（02）2915-5229
發 行 日 — 2006 年　6 月第一版 第　1　刷
　　　　　　2007 年　9 月　　　　第　6　刷

定價／新台幣 250 元　　Printed in Taiwan